# ウンコの教室

環境と社会の未来を考える

湯澤規子 Yuzawa Noriko

★——ちくまプリマー新書

409

# 目次 ＊ Contents

## III　ウンコと環境

# はじめに

## 衣食住に「便」を足す

私たちが生まれてから死ぬまで、二人三脚をするようにいつも一緒に在《あ》るもの、生きるために欠かせないもの、生きているからこそ存在するものとは何でしょう。

それはウンコです。

私たちが生きるためには「衣食住」が必要だとよく言われます。この本では、そこにもう一つ、「便」を加えてみようと思います。そうすると、どんな世界が見えてくるのでしょうか。当たり前すぎて見えなかったものが見え、考えてもみなかったことの中に、思いがけない発見があるはずです。

それにしてもなぜ、わざわざウンコを取り上げて、未来や社会、環境、そして生きることを考えようとしているのか。勇気を持ってこの本を手に取ってくれたあなたでさえ、今はまだ、そんな疑問を抱いていることでしょう。その疑問に答えるために、まずは私がウンコについて考えるようになったワケについて、お話してみようと思います。


早速ですが、質問です。

あなたはトイレやウンコの世界が好きですか？


私はトイレやウンコの世界がキライでした。

失敗したらどうしよう、汚かったらどうしよう、笑われたらどうしよう。「どうしよう……」のオンパレードで、学校でも、祖父母の家でも、ハイキング先でも、トイレの前で足がすくむ子どもだったのです。だからもちろん、トイレやウンコについての話をするなんて、トンデモナイと思っていました。

ところが今は、トイレやウンコの話を堂々としています。本も書きました。大学で教員をしているので、講義でも話します。ウンコのTシャツを着て教壇に上がると学生たちが大喜びするので、私は張り切ってしまいます。なかなか売っていないので、ウンコイヤリングも作りました。話をしてほしいと呼ばれると、講演会でも対談でも、小学生の放課後教室でも、どこへでも出かけて行きます。子ども向けのウンコ絵本も作りました。そして今は、この本を通して、あなたに向かって話しかけています。

この変わりようはいったいどうしたというのでしょう。二〇二〇年に『ウンコはどこから来て、どこへ行くのか――人糞《じんぷん》地理学ことはじめ』（ちくま新書）という本を出版してみると、読者の方々から、「そもそも、どうしてウンコの本を書こうと思ったのですか？」と聞かれることが多くなりました。とある対談で、「何か自分が変わる転換点があったのではないですか？」と尋ねられて、そういえば、と思い出したことがあります。

## 清濁《せいだく》入り混じる世界の魅力

トイレやウンコを怖がっていた子どもの頃の私は潔癖が過ぎるほどで、とにかく手を洗わなくてはいられない、というような時期を過ごしていたことがありました。気がつけば、それが考え方にも影響するようになって、ものごとを、良いこと・悪いこと、白か・黒か、優か・劣か、清潔か・不潔かと、二つの評価のうち、どちらか一方に区別するようになってしまったのです。

　息苦しかったですね。

　なぜって、世の中は白か黒かに分けられるほど、そんなに単純ではありませんし、人間自体も良い面もあれば、悪い面も抱えて生きているからです。また、自分では「悪い」と思っていたことが、ほかの人やほかの国、ほかの時代では「良い」ものに反転することも少なくありません。その逆もまた然《しか》りです。

　大人になるにつれて色々な経験をして、複雑だけど面白い、世の中や人間のことが少しずつわかってきました。だから、頑《かたく》なになっていた自分の考え方や思い込みを変えてみたいと思いました。大学生になって一人暮らしをして、あえて知らない土地へたくさん出掛けるようになったのは、「汚い」と「きれい」では割り切れない、清濁入り混じる混沌《こんとん》とした世界の中に、自分の身を投じてみようと思ったからです。

　その中で一番忘れられない出来事は、大学の教室でたまたま隣に座った友達に誘われて、夏休みに沖縄青年の家が主催する「沖縄無人島一週間キャンプ」に参加したことです。電気、ガス、水道がない、もちろんトイレもない場所で過ごす夏の日々。砂浜に作った手作りの即席トイレには屋根がありませんでした。夜はトイレの上に満天の星が輝きます。よそよそしくて怖いものだと思っていたトイレやウンコが、この時ほど自分のものとして、そして大きな自然の確かな一部として感じられたことはありません。これが私の人生を一八〇度変えてしまうターニングポイントになりました。

第一に、ちょっとしたことでくよくよしたり、小さなことにこだわらなくなりました。そして第二にトイレやウンコは、「キライなモノ」から「面白いモノ」に反転しました。そして、その頃から、「生きる」ということをもっと正面から、そして自分が知らない世界や時代に生きる人たちの価値観や文化に出会いながら研究してみたいと思うようになったのです。

## Life の研究――混沌の面白さ

私はこれまで「ライフヒストリー（人びとの人生の歴史）」、「胃袋（食べること）」、そして「ウンコ（排泄《はいせつ》すること）」というちょっと変わった切り口から地域や歴史を理解しようとする研究を進めてきました。一見するとバラバラに見える、これらの研究テーマにはいったいどんな共通点があるのでしょうか。

あらためて考えてみたところ、それは「Life」という概念でつながっている、という結論にたどり着きました。

Lifeは多義的な言葉で、日本語では「暮らし」、「日常」、「人生」、「いのち」、「生きること」などを意味します。私の研究テーマは、なぜかいつもこのいずれかに関わっているのです。俯瞰的《ふかんてき》に見れば、トイレやウンコを問い直すことはまさに、生きることに欠かせないもの、つまり「Life」を議論しようとしていることに通じている、というわけなのです。

ところで、沖縄の満天の星が輝くトイレで私が感じたことは、きわめて個人的な経験だと思っていたのですが、先日、似たような経験をした女性に、彼女の文章を通じて出会うことができました。インドやバングラデシュでフィールドワークをしている研究者から、「湯澤さんが感じたことはこういうことだね」というメッセージと一緒に送られてきた、ある女子学生が書いたフィールドワークの日記を紹介しましょう。

　三月三一日。まだ薄暗く、月がぼやっと見える夜明けからインドの生活が始まった。同じベッドで一緒に寝ているジジから「ダッディー、ダッディー」と言われながら体を揺すられて、起こされた。眠い目をこすりながらベッドから起きあがり、ミナ（六人兄弟の一番末の子）から水が入ったロタ（真銀製の小瓶）を受け取り、それを持って野原に出かけた。暗くて誰が居るのか分からないうちに好きなところへ散らばってしゃがみ、用便をたすのだ。月を見ながら大自然の中でゆっくりと……。すると次第に心が大っぴろげになってゆく。誰も他人の事などかまっていない。自分だけの世界に浸るのだった。用がすむと、ロタから左手に水を汲《く》み、それで洗ってから家に戻った。洗い場でロタを灰で洗い、次いで手足も洗い、最後にパニ（水）ですすいでけがれを落とした。これでインド式のトイレが終わるのだ。[1]

インドの夜明けのゆったりした風景が目に浮かぶようです。人間は大いなる自然の中に生きているという実感は、私の経験と重なります。

野外排泄によって人生が一八〇度変わったなどと言うと、変わり者と思われるかもしれません。というのも、今、世界では「野外排泄をゼロに」しなければならない、という目標が掲げられているからです。しかし、世界には様々な環境や文化があり、実際の人びとの暮らしはそうした多様性に彩られています。トイレの仕組みや用便の仕方も暮らしの一部なので、いろいろなトイレ、いろいろな用便の方法があります。ですから、誤解を恐れずに言えば、全世界のトイレやウンコとの向き合い方を同じ方向に強制的に整えていくことは、生きることそのものを画一化していくように思えて、私は一抹の不安を覚えずにはいられません。

そこで、この本では、「良い・悪い」、「清潔・不潔」などの対立する評価では説明しきれない、複雑で雑多、混沌としつつも多様で面白い、そんなトイレとウンコの世界を探訪しつつ、あらためて私たちの生きる世界について考えてみたいと思います。

その方法として、現在を知るために歴史を遡《さかのぼ》ったり、理系と文系の考え方を融合してみたり、最先端の技術とその担い手に会いに行ってみたり、日本だけでなく海外にも目を向けてみたり、一番身近なトイレとウンコにあらゆる方向から光を当てていくことにしましょう。

まず第一章は、「ウンコと未来」がテーマです。

この章では、少し大きな視点に立って、世界を知る、未来を想像するために必要なことについて考えてみたいと思います。SDGs（持続可能な開発目標）という言葉はみなさんも勉強しているかもしれません。それを「ウンコ」から考えることはできるのか、そして、学校の教科書にウンコが出てこないのはなぜなのか、について論じていきましょう。

第二章、第三章は、「ウンコと社会」がテーマです。

みなさんにとって身近な「学校のトイレ」を入口にして、日本と海外のトイレ事情を取り上げます。「学校でウンコがしにくい」という状況を感じたことがありますか？ 実はこれは日本の子どもたちに独特な現象ともいえます。この章では、心と体、トイレの構造、学校教育、休み時間とトイレの関係などから、それを読み解いていきます。日日の悩みも世界に目を向ければ、「なんだ、そういうことか」とわかり、悩みが軽くなることがあります。アメリカやアフリカのトイレ事情などに目を向けて、トイレとウンコは世界の中でどのような状況にあるのかを考えていきましょう。

第四章、第五章、第六章は、「ウンコと環境」がテーマです。

ここではまず、ウンコが「肥料」という「物質」として、「土」を介して人間と絆《きずな》を深めてきた歴史についてお話しします。これは単なる歴史にとどまらず、今、その歴史を応用して、再びウンコは役に立つものとして注目され始めています。最先端の技術を駆使した様々な取り組みや、環境教育との関わりを、日本、ヨーロッパ、アメリカ、イタリアの事例から論じていきましょう。ここでは人間のウンコだけでなく、動物のウンコをめぐるユニークな取り組みも紹介します。

第七章、第八章は「ウンコと生きる」がテーマです。

未来、社会、環境というテーマで考えてきた中で、最後のまとめとして、私たちが生きているということは、常にウンコと一緒に在ることだ、という当たり前について考えてみたいと思います。ここでは、災害や介護の現場、障がいからの社会復帰とウンコに関わるエピソードを紹介します。

何らかの事情でウンコをすることが「ままならなく」なった時も、私たちは食べて、出して、生きていくことになります。そのことを出発点にした時、どのような世界が見えてくるのでしょうか。

それではウンコを通じた探究の旅に出掛けることにしましょう。

# Ⅰ　ウンコと未来

# 第一章　ウンコから世界を知ることはできる？

## 「野外排泄をゼロに」という目標

ＳＤＧｓという言葉を知っていますか？
最近よく耳にする、という人が多いのではないかと思います。ＳＤＧｓとは二〇一五年に国連サミットで採択された“Sustainable Development Goals”のことで、これは日本語では一般的に「持続可能な開発目標」と訳されています。一七の目標から成るこの理念の中に、目標六「安全な水とトイレを世界中に」という言葉が含まれています。この目標の中には、さらに細かく「ターゲット」という具体的な目標が設定されています。「野外排泄《はいせつ》をゼロに」という目標がこのターゲットの一つに含まれています。

では、もう一歩踏み込んでみましょう。水は世界中に均等にあるわけではないので、水がない地域はどうすればよいのでしょうか？　また、トイレを世界中に広めるとして、世界中のトイレがどのような歴史と地域的な特徴を持ち、現在どのような課題に直面しているのでしょうか？　こうした具体的な事象を理解することは、未来を語るうえではとても重要です。ところが、私たちはトイレやウンコについて、具体的なことをあまり知りません。知る機会や考える機会がほとんどないからです。

それでも、国や地域、企業、メディアなどが積極的に取り上げているため、最近ではあちらこちらでＳＤＧｓという言葉やロゴを目にするようになりました。その前段階に二〇〇〇年に採択されたＭＤＧｓ（Millennium Development Goals）という目標も掲げられてはいましたが、こちらはそれほど浸透しなかった印象があります。二〇〇〇年にはなくて、二〇一五年の目標に加えられた新しい言葉は何でしょうか。そうです、「Sustainable（サステイナブル）」です。

## 縁の下の力持ち

もとの言葉である「sustain」を英語の辞書で引いてみると、「続ける」のほかに「支える」、「養う」、「力づける」という意味もあることがわかります。「続ける」というのは単に「時間軸」を表す訳語ですが、「支える」などは「他者」との関わり合いを意味に含んだちょっと温かみのある訳語だと思いませんか。「力づける」というのはなかなか魅力的な含意だと、私は思います。そしてsustainをさらに分解すると、「sus」は「下から」、「tain」は「保持する」という意味がある、というところまでたどり着きました。

つまり、「sustain」は「下から支えること」を意味し、思い切って意訳すれば「他者を下から支えたり、力づけたりすること」となります。「縁の下の力持ち」と言っても良いかもしれませんし、最近注目されている「利他《りた》」という考え方にも近いような気がします。「利他」の反対語は「利己」。つまり、他にとって利（良いこと）となるか、己（自分）にとって利となるか、この二つのうち、他にとって利となることを示しているといえるでしょう。

「他」というのは他人という意味であると同時に、人間以外、つまり自然環境と捉えることもできる広い概念だとここでは考えておきたいと思います。「sustain」という動詞から派生した名詞の「sustenance」は、生命を維持するための食物、生活の維持、心の平安を維持するための精神的支援などを意味します。こうして語源をたどっているうちに、私はすっかりこちらの意味のほうが気に入ってしまいました。

そうすると、次に続く「Development」という言葉が気になってきます。この言葉を辞書で引くと、「開発」、「発達」、「進化」、「発展」など、力強く、積極的な意味が並びます。調べているうちに、私がいつもなんとなく、少し違和感があると思っていたのは、まさにこの「Development」の部分だったことに気がつきました。

「持続的に開発する」というのは、開発を続けていけるように環境への配慮をすること、と説明されることが一般的ですが、なんとなく人間本位な感じがします。世界中を見渡せば、まだまだ開発の余地があるところがあり、開発によって初めて「豊かさ」を手に入れることができるという考え方も広く存在しています。それ自体を単純に否定することはできません。ただ、最近では「開発」や「発展」という言葉を盲目的に使うことへの疑問が表明されるようになってきたことにも、気を留めておく必要があると思うのです。SDGsという考え方が広がっていくにつれ、世界的な目標として、無批判に「開発」という言葉を掲げて大丈夫だろうかと、少し立ち止まって考えてみることも重要かもしれません。

具体的に言えば、「開発」のように力強くはありませんが、ごく当たり前の日常を続けられること、人間だけでなく、あらゆる生物が生きていけるようにすることを目指して、例えば「Development」の代わりに「Life」や「Living」あるいは「Local」とするのはどうでしょうか。「ＳＤＧｓ：持続的な開発を可能にする目標」ではなく、「ＳＬＧｓ：いのちと暮らしと地域を下から（その根本から）支えるための目標」と考えてみるのです。

### 未来を考える視点

ものごとを考える時、そして社会や未来について話す時、重要なのは「視点」です。未来を考える時、みなさんはどのような視点に立っていますか？　未来は現在のその先の世界なので、前を向いて、遠い空の向こうを眺めて、未《いま》だ来ていない世界、つまり「未来」を想像しているかもしれませんね。しかし、例えばフランスの詩人、ポール・ヴァレリーはこんなふうに言っています。

## 我々は未来に後退《あとずさ》りして進んでいく 2

後退りとは、後ろ向きに進むことで、逆説的のように見えますが、これは過去に向き合いながら未来へ進んでいくという意味になるのです。ボートを漕《こ》ぐように、進行方向に背を向けながら進んでいく、というイメージです。

これに対して、私は「sustain」は「下から支えること」である、という意味にちなんで、「人は下を見つめて未来へ入っていく」と考えてみたいと思います。『上を向いて歩こう』という有名な歌がありますが、じつは「下を向いて歩く」ことも重要だからです。ここで言う「下」を「しも」と読めばまさにトイレやウンコのことを意味していますが、「下」という言葉も多義的で、ほかにも「根本」、「根底」、「基盤」、「基層」、「庶民」、「日常」など、複数の意味を込めることができます。

生きるうえで一番大切なものは何でしょう。

そう問われて、「食べること」と答える人はいても、「排泄すること」と答える人はほとんどいません。けれども、生きる基盤として、トイレとウンコの世界は不可欠です。

ですから「下から目線」で考える、「縁の下の未来学」というものがあって然《しか》るべきだと、私は思うのです。

## ウンコは何者か?

あらためて問いかけてみます。

あなたはウンコが好きですか?

もしあなたが大人だったら、そんなバカげた質問をするな、と呆《あき》れてしまうかもしれません。でもちょっと思い出してください。子どもの頃、あなたはウンコが気になってしょうがなかった時期がある。そうでしょう?

だいたいにして、子どもというのはウンコが好きです。ごく幼い頃は、自分の分身だと思っているふしがあるようです。これは、子育て中のお母さんに聞いた話。

うちの子、なかなかオムツが取れなくて。トイレトレーニング(おまるではなく、トイレで排泄ができるようにする練習)を始めてからも、どうしてもうんちはトイレでしなかったんです。ある時、どうしてトイレでしないの？　と聞いたら、「だって、おみずのなかにボトンとおちて、ながされちゃうの、かわいそうだもん」と言うんです。へぇー、そんなふうに考えていたのか、なるほどと思いました。そこで、便器の中にトイレットペーパーをふわっと置いて、「ふかふかのところなら大丈夫だよ」と言ってみると、それからトイレでうんちができるようになりました。ふわふわのベッドに寝かせてあげれば、うんちも痛くないし、かわいそうじゃないらしいんです。それからは、流す時にうんちに「ばいばーい」って手を振っていますよ。

日常の世界は、とてもドラマチックです。日々の子育ての中には、こんな会話があるのかと、不意に胸を突かれてしまいます。幼い子どもは自分で言葉を記録することはできませんが、こうした会話の中に、彼らがこの世界をどんなふうに認識しているのかが垣間《かいま》見えるようです。ウンコを便器に落として、どこかへ流されていくのが気の毒だと思うこの感性は、ウンコをまるで自分の分身のように感じていることの表れであるといえます。つまり、少なくともこの子どもは、ウンコを自分のものとして認識していることとになるわけです。

ところが、そんな子どもたちも、小学校に入学する頃になると、急にウンコに戸惑い、時によそよそしくなり、ウンコの存在に悩み始めたりもします。これも子育て中の別のお母さんに聞いた話。


子どもは保育園に通っていました。赤ちゃんたちのおむつを替えながら、先生たちが「うんち出たのよかったねー」、「いいうんちねー」と言っている姿をいつも目にしていたので、子ども自身がうんちは「良いもの」と理解していました。自分でうんちができると「自分でできたの？　えらかったねー」と褒《ほ》めてもらえるのが日常でしたから（図1－1）。

ところが小学校に入った途端、「ねぇ、うんちって言われたら、褒められているんだよね？？？」と、混乱気味に聞いてきたことがあるんです。その理由をたずねてみると、「うんち」や「ウンコ」を悪口に使う子どもたちが増えてきたと言うんです。

それまで良いものと思っていたものが、急に悪いもの、キタナイものに反転してしま

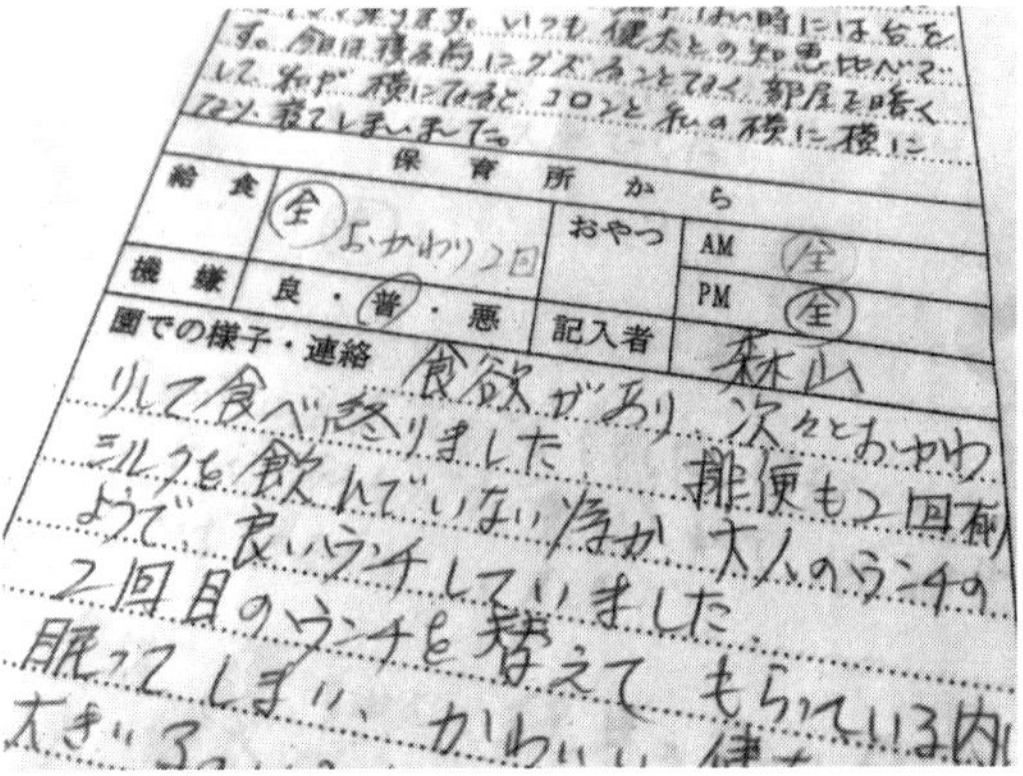


図 1-1　保育日誌にみるウンコ

う状況が理解できず、混乱していたということがわかりました。

## 自分から他者へ

これは、それまで自分の分身だと思っていたウンコが、汚くて恥ずかしいものへと変わってしまうことに戸惑う姿、繊細な心理が垣間見えるエピソードです。たしかに、小学生になると、子どもたちは「ウンコ」や「うんち」や「クソ」を悪口に使い始めます。あなたにも心当たりがありますか？　では、それはなぜなのでしょう。

大人たちが会話の中で、くだらないこと、馬鹿馬鹿しいことを「クソみたいな○○」と言っているのを聞いて覚えるということもあるとは思いますが、小学校低学年くらいになると、だんだんと物心がついてきて、ウンコに対してそれまで感じていた「身近さ」とはうらはらの、「得体の知れなさ」を感じるようになることに、認識の転換点があるのではないかと、私は考えています。

それゆえに、ウンコは子どもたちにとって、非常に気になる存在になるのです。身近と感じるのも、不思議を感じるのも、あるいは不安になるのも「気になる」という意味では共通しています。だから、嫌っているのかと思いきや、あちらこちらにウンコの絵を描いては喜んでいたりもします。小学校低学年の子どもたちの自由帳をのぞいてみると、あちこちにウンコの絵が描かれていたりするのはきっとそのためでしょう。

私はそれを、『ウンコはどこから来て、どこへ行くのか』という本の中でこんなふうに説明しました。

子どもにとって、ウンコは一番初めに出会う、
一番身近な「自分」であり、「他者」である。

すると、この本を手に取ってくれた、保育園の設立や運営に長らく関わっていた七〇代の女性から、こんな手紙が届きました。

幼い子どもに、絶大な人気のある「ウンコ」の話は、我家でもそうで、夏休みに田舎（長野県木曽福島町[3]）に帰ると、おじいちゃん（夫の父、伊那市出身）が、「そうさな！　雲虎《くもとら》の話をするか！」とニコニコ子どもたちの期待を受けとめてくれていまして、「今日は、ネズミのクモトラじゃ。あいつらはな。ポロポロあちこち行った先々にちらばっとる……！」何がおかしいのか、ここまで来たら、子どもたちは、どうしようもなく身をよじって、笑いころげ、キャーキャークックックック、ケッケッケッケ……おじいちゃんの周りで、ころげて喜んでいました。のどかな昔の光景が思い出されますが、現代の幼児をとりまく生活の中では、ウンコの話もちがってくるのかなあ〜、と思ってみたりしています。

「雲虎」は訓読みすると「くもとら」、音読みすると「ウンコ」。ナルホド！　と思わず膝を打って、私も笑い転げました。ところで、情緒たっぷり、ユーモアたっぷりにウンコをめぐる世界を語るおじいちゃんを囲んで笑い転げている、そんな子どもたちの姿は今でもどこかに存在しているでしょうか。幼児をとりまく生活は、現代ではどんなふうになっているのでしょうか。この女性が設立、運営に関わった保育園の理念には、次のような文章がありました。

> 水や太陽、土、虫や動物、広い空間と仲間。これらは、子どもを人間として発達させる最初の大切な条件です。水や、泥で遊び、虫を捕まえ、動物の世話をし、野の花をつかんで感動し、友達とけんかをし、仲直りをする。テレビからではなく、大人から生の話を聞いて育つこと、はだしで踏む柔らかい土の感触を知る。しかし、そんな生活は、都会の暮らしの中から、消えてしまいそうです。[4]

だからこそ、そんな生活ができる場として、この保育園をつくることにしたそうです。

そこではもちろん、「雲虎」の話も、水や太陽、土、虫や動物、そして子どもたちと一緒に生活の中に溶け込んでいる、というわけなのです。

## 学校の教科書にウンコが出てこないワケ

あなたは学校でウンコについて勉強したことがありますか?

私はありませんでした。子どもの頃、あんなに好きで、気になるアイツだったのに、ウンコはいったいどこへ行ってしまったのでしょうか。

質問を変えてみましょう。

私たちはなぜ、ウンコについて勉強しないのでしょうか。

自分で勉強してみようと思っても、図書館にはウンコを勉強するための本も、あまりありませんよね。「あまり」といったのは、いくつかはあるからです。でも、ウンコに関わる本はひっそりとあちらこちらに散らばっていて、図書館の目立つところにまとめて置かれていることはないのです。考えてみれば不思議なことではあります。誰もがウンコをすることからは、決して無関係ではいられないはずなのに。

学校の教科書にウンコが出てこないワケについては、研究している人がほとんどいない、という理由だけでなく、私たちが「生きる」ことをどのように受けとめ、向き合ってきたのか、という問題とも深く関わっています。

これまでの研究も教育も、そして私たちの生きる姿勢も、長らく何かを作ったり、価値を生み出したりする「生産」という現象ばかりが注目され、重んじられてきました。最近ではそこに「消費」という視点が加わり、「生産」と「消費」、言い換えれば「働くこと」と「食べること」という二つの視点によって、ようやく社会の全体が理解できる、という議論も展開してはいますが、「ウンコをすること」はそのどちらにも当てはまらないのです。

## 生産と消費と分解と

ところが、「ウンコをすること」を抜きにしては、本来、「生産」も「消費」も成り立ちません。毎日の生活を思い浮かべてみてください。生産物である「食べもの」を「食べる」ことを続けていく時には必ず、それを体内で消化し、排泄するプロセスがあるはずです。食と農の思想家である京都大学の藤原辰史さんは、これまで見落とされてきたそうした世界を、「分解」という概念でとらえ直し、「生産」と「消費」のあいだに存在する分厚い「分解」の世界の重要性について論じています。この「分解」という世界ならば、ウンコをすることを真正面から考えていくことができそうです。

学校ではウンコを学ぶ機会がないことについて、先日、東京理科大学で生物学を教えている松田良一さんと話し合う機会がありました。松田さんは生物学者の視点から次のように言います。

> 日本の生物学の教科書には、カエルやハエや魚は出てきても、人間そのものが出てこない。だから、食べて出すところまで、その全体を知る機会が残念ながらない。これは大きな問題だと思います。

高校生たちの国際生物学オリンピックなどの運営にもかかわる松田さんは、もっと日本の教科書でも「生物としてのヒト」を扱うべきだと言っていました。そうした問題意識と危機感から、松田さんは仲間と一緒にオランダの中学生のための生物学教科書を翻訳し、パンデミックに揺れる二〇二〇年の夏、『14歳からの生物学――学校では教えてくれない〈ヒト〉の科学』（白水社）として出版しました。オランダの教科書は「ヒト」がこの世界を生き抜いていくための知識に溢《あふ》れていたからです。そこには生殖のこと、排泄のことも含まれています。実際に読んでみると、コロナ時代を生き抜くために、むしろ、こうした時代だからこそ、生物としてのヒトへの理解が欠かせないという強いメッセージが伝わってきました。

## ウンコで学ぶとウンコを学ぶ

子どもたちに直接ウンコの話をしてくれる大人が少なくなっている昨今ですが、それとは逆に、ウンコをモチーフにした商品や作品はこれまでにない人気を集めています。子どもたちの気になる存在をまん中に据えて小学生の学習ドリル市場に旋風を巻き起こしたのは、『うんこドリル』（文響社）です。もしかしたら、あなたもこのドリルで勉強したかもしれませんね。あるいは子どもに買っていった経験がある人もいるのではないでしょうか。見たこともない、というあなたでも、書店の学習参考書の棚に行ってみてください。ズラリと並ぶ『うんこドリル』を見ることができるはずです。

このドリルの内容そのものは「ウンコを」学ぶという内容ではなく、「ウンコで」学ぶ内容になっていて、例えば漢字練習ドリルでは、例文のすべてにウンコが登場する、といった具合です。ドリルの説明にはこんな言葉が並んでいます。

> 漢字練習といえば、同じ文字を延々と書き続ける「繰り返し学習」。
> しかし、子どもにとっては集中力の続かない「作業」になってしまいます。
> 本書はそんな、漢字学習の構造的弱点を克服するために作られました。
> 1年生から6年生までの、3018例文すべてに「うんこ」という言葉を使用!
> 子どもが笑いながら勉強できる、日本初の漢字ドリルです。[6]

二〇一七年度のグッドデザイン賞金賞を受賞し、二〇二一年現在、シリーズ累計発行部数が八〇〇万部に達するこのドリルの空前の大ヒットを目の当たりにして、なるほど、子どもたちとウンコの微妙で絶妙な関係をよくわかっている、と私は感心してしまいました。しかし、私の考えは少し甘かったようです。あるお母さんは、こんなことを教えてくれました。

子どもが好きなウンコで勉強できるなんて、いいアイデアと思って小学生の息子に買って帰りました。そしたら息子に「ママって下品だね」と言われて、がっくり。子どもは喜ぶどころか、私が子どもに叱られてしまいました。

子どもならみんなウンコが好き、というのは単純すぎる見方だったことに気づかされるエピソードです。そういえば、私も小学生の甥にプレゼントしましたが、ちょっと恥ずかしそうに、ちょっと困ったように受け取っていたことを思い出しました。

## 未来のウンコを描いた漫画

そもそも、ウンコがこうした人気のアイコンとして用いられるようになったのは、いつからなのでしょうか。私見では、漫画家の鳥山明さんが一九八〇年に『週刊少年ジャンプ』に「Dr.スランプ」という漫画を発表し、それが翌年の一九八一年に「Dr.スランプアラレちゃん」というアニメになったことが大きなきっかけだったと考えています。

ところで、あなたは『Dr.スランプ』を知っていますか？

先日、ウンコを学ぶ放課後セミナーに参加してくれた小学生たちに聞いたところ、「アラレちゃん」というキャラクターは知っていると言います。どうやら最近では車のコマーシャルに登場したことで、漫画やアニメを知らない世代にも知られることになったようです。ところが、「アラレちゃんはアンドロイド、つまり人型ロボットなんだよ」と説明すると、「うっそー！」、「マジ？　なんで？？？」と大騒ぎになりました。彼らはアラレちゃんがアンドロイドである、ということは知らなかったのです。

私がウンコにとってこの作品が一つのターニングポイントになったと考えるのは、この作品が「未来のウンコ」と社会との関係を描いていると思うからです。決してウンコをすることができないアンドロイドのアラレちゃんは、ウンコに非常な興味を示し、ウンコを見つけては棒に刺して遊び、「（私もウンコを）だしたい、だしたい、だしたいっ！！！」[7]と言って、アラレちゃんをつくった博士を困らせたりします。
人間であれば、当たり前のことが、アラレちゃんにはできない。ロボットなので、する必要もない、というわけなのですが、当のアラレちゃんは周りの人間の友達がしている「当たり前」のウンコをしてみたい。でも、絶対にできない。少し飛躍しますが、これはアンドロイドが「人間になりたい」、と熱望するエピソードでもあると言えるのです。

　アラレちゃんにとっては、ウンコは「自分」ではなく、まったくの「他者」であるからこそ、興味も好意も湧いてくる。その姿は、一九八〇年代、私がちょうど小学生の頃に、子どもたちがウンコを「他者」や「汚物」としてどんどん遠ざけていこうとする姿とまったく対照的でした。だから、私たちは漫画やテレビアニメを通して、アラレちゃんが棒にウンコを突き刺して満面の笑みで走り回る姿を見ることで、かろうじてウンコへの親しみをつなぎ留めていたように思うのです。これについて、帝京大学で日本史を教えている山下須美礼さんが興味深いことを教えてくれました。

デビッド・ハウエル先生というハーバード大学の日本史の研究者がいるのですが、その先生は子どもの頃、しばらく日本に滞在した際、アラレちゃんなどの洗礼を受け、なぜ日本はこんなに「ウンコ」に寛容なのだろう、と思ったそうです。それが、日本史に関心を持った理由の一つである、というようなことを、ある講演のなかでおっしゃっていたのを思い出しました。

デビッド・ハウエルさんは一九五九年生まれ。一八歳になった一九七七年に上智大学に留学しているので、子どもの頃というよりは、正確には大学生の頃にアラレちゃんに出会ったのでしょう。彼がどのような日本研究をしたのかといえば、それは「肥料」の研究でした。一九九五年に出版された“Capitalism from Within: Economy, Society, and the State in a Japanese Fishery”（University of California Press）は、日本語訳の『ニシンの近代史――北海道漁業と日本資本主義』（岩田書院、二〇〇七年）としても読むことができます。

日本ではかつて、イワシやニシンなど、魚が土を肥やす、重要な有機肥料として売買されていました。ですからニシンの研究は肥料の研究になるわけです。彼は日本の肥料技術を語る中で、ウンコとオシッコを発酵、分解して作る「下肥《しもごえ》」にも触れ、高い技術と評価しています。[8] デビッド・ハウエルさんは、アラレちゃんがウンコを突き刺して笑顔で走り回っている姿を見て、日本人や日本社会とウンコの関係に興味を持ち、日本史研究者として「肥料」を研究テーマとして発見するに至ったというわけです。

こうしてみると、子どもはなぜウンコが好きなのか？　なぜ学校ではウンコを学ばないのか？　という問いは、ふざけているどころか、世界の国々と比較した時に見えてくるウンコに対するメンタリティの違いが日本社会の特徴を浮き彫りにする、そんな議論にもつながっていく可能性が大いにありそうです。

ウンコから知ることができる世界は、私たちが思っている以上に深く、広いものだといえるでしょう。

# Ⅱ　ウンコと社会

# 第二章　学校でウンコがしにくいのはなぜ？

## 我慢とトイレと心と便秘

子どもはウンコが好きとはいっても、その一方、日本では、学校でウンコがしにくいということが子どもたちを悩ませているという現状があるようです。まずはそのことについて考えてみましょう。

あなたは学校でウンコをしたことがありますか？

はい、あります、と答える人が多いとは思いますが、できれば学校でウンコはしたくない、あるいは、したくなかったと思っている人もいるかもしれません。そして、じつは、そういう子どもたちが今でもたくさんいると、聞いたことはありませんか？　あなた自身もその一人ですか？　そうでしたか。それなら、なおさら、学校でウンコがしにくいのはなぜなのか、「下から目線」で考えてみなければなりません。

トイレや排泄《はいせつ》についての調査、研修、企画などを運営する「日本トイレ研究所」が二

○一七年に実施した調査によれば、[9]「学校でうんちをしたくなった時、我慢することはありますか？」という質問に対し、「よくある（一〇％）」、「ときどきある（四六％）」という回答が集まり、合計六割近くの子どもが、学校でウンコをしたくなった時に我慢しているということがわかりました。

　そして、意外なことに、小学生の約六人に一人（一七％）が便秘状態、約五人に一人（二一％）が便秘予備軍であることも、この調査で明らかになりました。「意外」と言ったのは、これまで便秘の悩みを抱えているのは「大人の女性たち」というイメージがあったからです。便秘薬のコマーシャルにも、そうしたイメージが映し出されています。その影響もあってか、便秘状態に該当する子どもの保護者のうち三八％が、自分の子どもを便秘状態だと認識していませんでした。

　では、そもそもなぜ、子どもたちは学校でウンコを我慢してしまうのでしょうか。あなた自身も何か思い当たるふしがありますか？　私は大きく分けて、そこには二つの原因があると考えています。

　一つは学校のトイレという「場所」に関わる問題。そしてもう一つは、学校でウンコをすることに対する子どもたち自身の「心」に関わる問題です。

## 湿式トイレと乾式トイレ

私が小学生だった一九八〇年代の学校のトイレは暗くて、ジメジメしたところでした。いつも湿っているからか、なんとなく生臭い空間でもありました。交換に失敗して転がったトイレットペーパーが床に落ちて濡れていたり、なぜか便器が割れていたりもしました。灰色のタイル張りで、和式便器の周りが汚れやすいため、掃除の時には水を流してデッキブラシでごしごしと洗ったものです。水洗いすることが前提のこうしたトイレを、建築用語では、「湿式《しつしき》トイレ」と呼ぶそうです。

自宅のトイレは洋式で、床はタイルではなく乾いた床材だったので、学校のトイレは家とはずいぶん違う空間に思えました。水を流さずに拭いて掃除するようなこのようなトイレは、先ほどの「湿式」に対して「乾式《かんしき》トイレ」といいます。

二〇〇四年に出版された『学校をつくろう!――子どもの心がはずむ空間』(工藤和美著、TOTO出版)の中に、学校のトイレについてのこんな記述があります。

学校のトイレでウンチができない子どもが多く、最近ますます深刻な問題になってきている。学校のトイレの大半はいまだに和式の便器であり、床は湿式である場合が多い。湿式の床は水を流して掃除するため、常に濡れていることが多い。トイレに行くと、上履きや足元が汚れ、トイレのまわりも何となくじめじめして汚れてしまう。だから、家で洋式の清潔なトイレに慣れている子どもたちは、できるだけ学校のトイレに行かないようにしているという。特にウンチは家に帰るまで我慢するらしい。ごく存知だろうか。低学年の男の子は、ズボンもパンツも全部脱がないと和式の便器をまたげないということを。しかし、濡れた床ではズボンを下ろすこともできない。子どもたちからは、「学校のトイレはきたなくて臭い。だから、学校ではトイレに行かない」という話をよく耳にする。

子どもたち、特に低学年の子どもたちが戸惑っていることとは、前章で取り上げた「ウンコを悪口に使い始める」という言葉の問題だけでなく、実際のトイレの現場での困りごとでもあるということを、この文章から知ることができます。

## 学校のトイレについて子どもたちが感じていること

では、実際に子どもたちは、学校生活の中でウンコをすることやトイレに行くことを、いったいどのように感じているのでしょうか。日本で初めて便失禁外来を開設した大腸肛門《こうもん》病専門病院である、くにもと病院（北海道）の國本正雄さんと川尻明さんたちは、一九九六年に「小学生の便通とトイレに関する意識調査」（『日本医事新報』三七八一号）という論文を発表しています。[10] 私が調べた限りでは、便通とトイレについて、子どもたちの「意識」との関係を調査したのは國本さんたちが初めてで、それは今から二六年前のことでした。國本さんは論文の冒頭に次のように書いています。

> 便通は日常生活における健康管理の大きな指標の一つである。特に子供にとって、便通はその心身の健全な発育に対して大きな影響力を与えていると考えられる。

この調査は北海道旭川市内の小学生を対象に、一九九六年三月二五日〜四月六日にかけて実施され、三〇六人からの回答が得られました。全体でみると便秘傾向と回答した者は一三％である一方、高学年（四〜六年生）女子では、毎日排便のない者が四九％と高頻度に存在し、特に排便回数が三日に一回以下である者は一〇％にのぼっていることがわかりました。便意を我慢する「便意抑制」があると回答した者は七七％と、こちらも高い数値です。そして、便秘になっても四二％の子どもたちが、「誰にも相談しない」と答えています。

## 学校でウンコをしないワケ

学校でウンコをしないと答えたのは全体の六〇％以上を占めました。その理由はいったい何なのでしょうか。國本さんたちの調査では、次の表のような結果になりました。

二六年前のデータなので、現在の状況ではないところに注意が必要ですが、小学生たちが学校でウンコをすることをためらっているという、曖昧《あいまい》なイメージが、はっきりと数字で確認できることは貴重ですので、まずは結果を見ていきましょう（表２−１）。

| 理由 | 低学年 | | 高学年 | | 全体 |
|---|---|---|---|---|---|
| | 男子 | 女子 | 男子 | 女子 | |
| 汚い | 16.4 | 6.4 | 23.7 | 11.6 | 13.5 |
| くさい | 23.6 | 10.3 | 37.3 | 14.3 | 19.4 |
| 休憩時間が短い | 7.3 | 3.8 | 8.5 | 8.9 | 7.2 |
| 落ち着かない | 7.3 | 6.4 | 22.0 | 15.2 | 12.8 |
| 恥ずかしい | 3.6 | 6.4 | 27.1 | 17.0 | 13.8 |
| 冷やかされる | 0.0 | 1.3 | 16.9 | 5.4 | 5.6 |
| いじめられる | 0.0 | 1.3 | 6.8 | 2.7 | 2.6 |
| 他人がたむろする | 1.8 | 0.0 | 10.2 | 4.5 | 3.9 |
| 遊びで忙しい | 10.9 | 1.3 | 13.6 | 8.0 | 7.9 |
| 便意がない | 29.1 | 25.6 | 40.7 | 36.6 | 33.2 |

表 2-1　学校で大便をしない理由（複数回答）（%）

出典：國本正雄・川尻明・佐々木一晃・平田公一「小学生の便通とトイレに関する意識調査」『日本医事新報』三七八一号、1996 年、51 頁より作成。

複数回答なので、様々な要因が重なり合っていることがわかります。また、全体に共通して、そもそも「便意がない」というのが最も高い割合を示しています。ここには朝、自宅で済ませてくる子どもも含まれています。

そして、大きな傾向として興味深いのは、低学年の男子は「汚い」、「くさい」といったトイレ自体の状況を理由に挙げていて、トイレ以外の理由では「遊びで忙しい」が最も多いということです。休み時間の遊びに夢中になっているうちにウンコを我慢してしまうというのは、なかなかリアリティがあるように思えます。

それが高学年の男子になると、「汚い」、

「くさい」は相変わらず多いのですが、低学年の時には低い割合かまったくなかった理由が新たに加わっています。それは「落ち着かない」、「恥ずかしい」、「冷やかされる」といった理由です。「冷やかされる」が女子に比べて非常に高くなっているのは、よく言われるように男子の場合「個室」に入ることで目立ってしまう、ということがあるのでしょうか。

この問題については、ほかの研究もあります。金岡トモコさんがまとめた「富山県の小学校トイレ――小学生に対する意識調査（その一）」[11]という論文です。この論文では、三つの小学校のアンケート調査をした結果、学校でウンコを「絶対しない」と答えた割合は、女子に比べて男子が高く、特に五、六年生の高学年にその意識が高い傾向が認められたことが報告されています。

女子は低学年では「便意がない」を除けば「くさい」が最も多く、そのほかは目立った傾向がみられません。ところが高学年になると「落ち着かない」、「恥ずかしい」の割合が増えてきます。

この結果を受けて、どのようにすれば学校でウンコがしやすくなるか、二つの提案がなされています。まず一つは、汚い、くさい、時間がない、落ち着かないという理由に対しては、「トイレの美化」や「設備やレイアウトの改善」、「休憩時間の延長」などによって、直接的にトイレという「場所」を改善することです。二つ目は「恥ずかしい」「冷やかされる」など「心」に関わる問題に対しては、「ウンコをすることは恥ずかしくない」と思えるように、意識を変える教育が必要であると國本さんたちは言っています。また、「この要因はいじめ問題と密接に関係していると考えられ、今後性急な対応が必要な課題の一つ」とも言っています。

先に見た、「日本トイレ研究所」が二〇一七年に子どもたちを対象に実施した調査では、合計六割近くの子どもが、学校でウンコをしたくなった時に我慢していました。つまり、二六年前と状況はあまり変わっていないことになります。とはいえ、現在の学校のトイレ、そして小学生の意識はどのようなものなのか、学校の設計に関わる建築士や、学校で働く先生のインタビューから考えていくことにしましょう。

### 学校のトイレにまつわる五つのK

國本さんたちの論文が発表された同じ年、様々な業種の枠を超えてトイレ関連の複数の企業が連携し「学校のトイレ研究会」が発足しました。同会の設立趣旨にはこうあります。

住生活の向上により、住宅はもとより、デパートを始めとする商業施設や、オフィス、駅舎などのトイレも従来に比べて随分改善されてきました。一方、学校のトイレは、ソフト・ハード面でまだ十分に改善されておらず、加えて校舎の老朽化に伴い公立学校のトイレは子どもたちから5K（汚い・くさい・暗い・怖い・壊れている）と揶揄《やゆ》され、学校で排便を我慢する子どもたちの健康が危惧《きぐ》されていました。子どもたちにとって、学校のトイレは健康面・心理面から深刻な問題であり、また一日の大半を過ごす生活の場として、さらに地域開放や災害時の避難場所としても早急な改善が望まれていています。学校のトイレ研究会は、学校トイレの実態をソフト・ハード面にわたって調査・研究することにより、児童・生徒が安心して使える清潔で快適なトイレを、具体的に提案・普及していくことを目的に、トイレ関連企業により一九九六年一一月に発足いたしました[12]。

トイレ関連企業というのは、株式会社オカムラ（家具、施設製品など）、株式会社木村徳太郎商店（トイレメンテナンス）、TOTO株式会社（衛生陶器）、ロンシール工業株式会社（床材の製造販売）、アイカ工業株式会社（学校の塗材、塗床）、ミッケル化学株式会社（業務用の洗浄剤、消毒剤製造販売）です。学校のトイレに関わる、職人プロ集団といったところでしょうか。

私の実感では、ここ三〇年くらいの間に、駅や商業施設、高速道路のパーキングエリアなどのトイレが大きく変化し、劇的にキレイになったと感じていたのですが、学校のトイレ研究会の設立趣旨に照らせば、なるほど、その通りだったわけです。しかし、学校のトイレの改善はそれよりも遅れて始まっています。

それはいったいなぜなのでしょうか。

## 学校のトイレについての研究

「学校」と「トイレ」について書かれた本はいつ頃からあるのか、国立国会図書館に所蔵されている本の目録を確認してみます。本のタイトルに初めて「学校」と「トイレ」が登場するのは一九九〇年代です。ただし、これは怪談話ばかり。

ようやく一九九七年に出版された『望ましい小学校のトイレ環境――既存トイレのリニューアル』という本が見つかりました。この本をまとめたのは、先ほど紹介した「学校のトイレ研究会」でした。つまり、一九九六年に設立された同会によって、初めてこの問題が日本の社会に提起されたということになります。そこからようやく、学校のトイレについての議論が始まりました。

つまり、日本の場合、学校のトイレが本格的に変化していくのはつい最近のことになるのです。私の息子は平成一二（二〇〇〇）年生まれで、かつて私が通っていた小学校に通うことになりました。二〇〇六年頃、授業参観で久しぶりに校舎に足を踏み入れた私がまず驚いたのは、「トイレがキレイになっている！」ということでした。私が小学生の頃に経験したじめじめと湿った暗いトイレではなく、明るいパステルカラーの壁、床は灰色のタイル張りではなく、ツルツルとした、なめらかな床に変わっていました。トイレはいつの間にか、「湿式」から「乾式」に切り替わっていたわけです。

## 建築士の視点から見た現実

大手設計事務所に所属する一級建築士の福田陽子さんは、二〇年以上、主に公共建築の学校や病院に携わってきました。福田さんに建築士の視点から学校のトイレについてお話をうかがっていきましょう。

質問：学校建築の中で、トイレとはどういう場所ですか？

学校の中で、トイレはとても大切な場所だと私は考えています。でも、現実として、学校のトイレを設計する時には、校舎を所轄する市町村の教育委員会が設定している学校を建てる全体の「予算・面積」のうち、トイレに使える「予算・面積」のバランスをみて折り合いをつけることが必要になります。教室などの面積にとられてしまい、学校のトイレは面積が不足気味なことが多く、その中でいかにブースを確保するかという点に、いつも頭を悩ませています。

質問：設計する時に何か基準はあるのでしょうか。

学校のトイレは、市町村の基準によって「標準型」が決まっていたり、学会でトイレの必要個数の算出方法があるので、それに則《のっと》って設計していきます。市町村によっては、すべてを洋式便器にすることはなく、必ず一つは和式便器を入れることになっていることもあります。個室ブースが二つしか取れなくても、一つは和式になるわけです。

質問：最近、学校のトイレの空間も新しくなっているようですが。

学校設計の中では、教室や体育館など、直接教育活動に関わる部分がまず優先されるため、トイレのみが最優先で重視される場所にはなりにくいです。でも、今回のコロナ禍の影響で、「手洗い場」も注目されてきました。つい先日は、トイレ内の従来型の手洗い場ではなく、トイレから出てきたところに、明るくて広い、男女共用の手洗い場を設置する設計を提案しました。

質問：トイレという空間についての最近の変化について教えてください。

昔の工法は水で洗い流す「湿式トイレ」が一般的だったのですが、最近は拭き掃除が前提の「乾式トイレ」に変わってきました。それは和式トイレよりも洋式トイレが多くなってきたこととも無関係ではありません。便器の周りの床の汚れが、洋式トイレになると圧倒的に少なくなったからです。

最近のトイレの設計で重視されているのは、入りやすく、落ち着いた空間にすること。そのために、トイレに出入りする姿を直接見えないようにする工夫をします。例えばトイレへの入口を扉ではなく、直角の曲がり角を二つつなげた形（クランク）にしたり、手洗い場の鏡越しに個室への出入りが見えないようにする工夫をします。緩《ゆる》やかな死角を作るわけです。学校生活のほとんどは集団生活となるので、トイレぐらいは一人でホッとできる空間にしてあげたい、という配慮なのですが、あまり死角を作りすぎると安全面での問題も生じてきます。公園のトイレなどはむしろ、安全面から死角を作らないことが重要とされています。公共の場でのトイレはそのバランスを考慮して、かなり慎重に設計しているのです。

## 理想のトイレとは？

質問：建築家として考える「理想のトイレ」を教えてください。

理想のトイレですか？　絶対に、トイレ全体が明るくなるような窓は確保したい。手洗い場も窓に面しているのが理想ですね。少し前までの手洗い場は、窓をつけずに計画することが多かったのです。

「子どもは大人よりもそんなにデリケートではないだろう」という思い込みで、これまで学校のトイレの設計は、大人のトイレほど細かな配慮がありませんでした。でも、これからは、学校のトイレが使いにくい子どもたちがいるということに、トイレを所轄する市町村の教育委員会や設計者も気づいて、知恵を絞っていかなければと思います。

学校全体の計画でも、子どもの目線に立って、それまで入りにくかった空間を、入りやすい空間に変える工夫がなされるようになってきました。例えば、職員室をカウンター式にしたり、図書館の壁を取り払ってメディアコーナーを作ったりという工夫があります。そう考えると、トイレにもまだまだ工夫の余地が残されていると感じています。とはいうものの、建物や配管の構造上、各階の同じ場所に同じ面積のトイレを設置することが望ましいため、制限がある中で何ができるか、そこが工夫のしどころですけれど。

話を聞いて納得したのは、少なくとも最近二〇年間の内に、学校のトイレは大きく変化しつつあるということでした。その変化を促すためには、学校にとってトイレはどういう場所なのか、子どもの目線、言い換えると「下からの目線」でみるとどんな悩みがあるのかを、校舎を所轄《しょかつ》する市町村の教育委員会を含めて情報共有していくことが大切だとわかります。

## 和式便器と洋式便器をめぐる問題──トイレについての統計データ

学校のトイレについて、もう少し詳しく知るために、次に日本全国の幼稚園、小学校、中学校のトイレの状況がどうなっているのか、数字のデータを確認してみましょう。

文部科学省の大臣官房文教施設企画・防災部施設助成課は、令和二（二〇二〇）年九月に「公立学校施設のトイレの状況について」という調査を実施しました。調査項目は①公立学校施設にあるトイレのうち、児童生徒が日常的に使用するトイレの洋式便器、和式便器の状況、②今後のトイレ整備に対する学校設置者の方針の二つです。その結果、次のようなことがわかりました。

公立小中学校におけるトイレの便器の数は全部で約一三六万個あり、そのうち洋式便器は約七七万個（約五七％）、和式便器は約五八万個（約四三％）でした。その四年前の平成二八（二〇一六）年に実施した前回調査では、洋式便器が約四三％、和式便器が約五七％だったので、割合が逆転したことになります。

この数字をみなさんはどのように読み取りますか？

私は、四年前までは和式便器の方が多かったということ、そして現在は洋式便器が多くなってきたとはいえ、思った以上に和式便器の割合が多いことに驚きました。だからといって、ここで洋式便器のほうが優れていると主張したいのではありません。子どもの目線に立てば、おそらく自宅のトイレは洋式便器なので、日常生活の中で和式便器に接するのは学校のトイレぐらいという状況となります。そのため、和式便器の前で戸惑う子どもも少なくないはずですが、その割に和式便器の割合が多いことに注目したいのです。

## トイレの練習――和式便所は未知の世界

トイレ環境、保育環境のプランニングや提案をおこなっている村上八千世さんが出版した絵本『がっこうでトイレにいけるかな？』（ほるぷ出版、二〇〇四年）には、子どもたちに向けた次のようなメッセージがあります。

みんな　おうちのトイレでは　うんこができる。
でも　がっこうのトイレでは　どうかな？
がっこうや　どんなところでも　きもちよく　トイレにいけるように
このほんを　よんでね。

村上さんは次のように言います。「子どもにとって学校のトイレは未知の世界。和式便器ひとつとっても大問題なのです。この絵本では、そんな子どもたちの学校のトイレに対するとまどいや疑問に答えていきます。どんな場所でも気持ちよくトイレに行けるようになるための第一歩の絵本」。同書には付録として「原寸大和式便器ポスター」がついていて、家で和式便器にまたがる練習ができるようになっています（図2－1）。

子どもたちが和式便器の前で戸惑っても、トイレがすぐに変化するわけではありません。だから、まずはびっくりしないように、事前に家で練習していかなければならない。

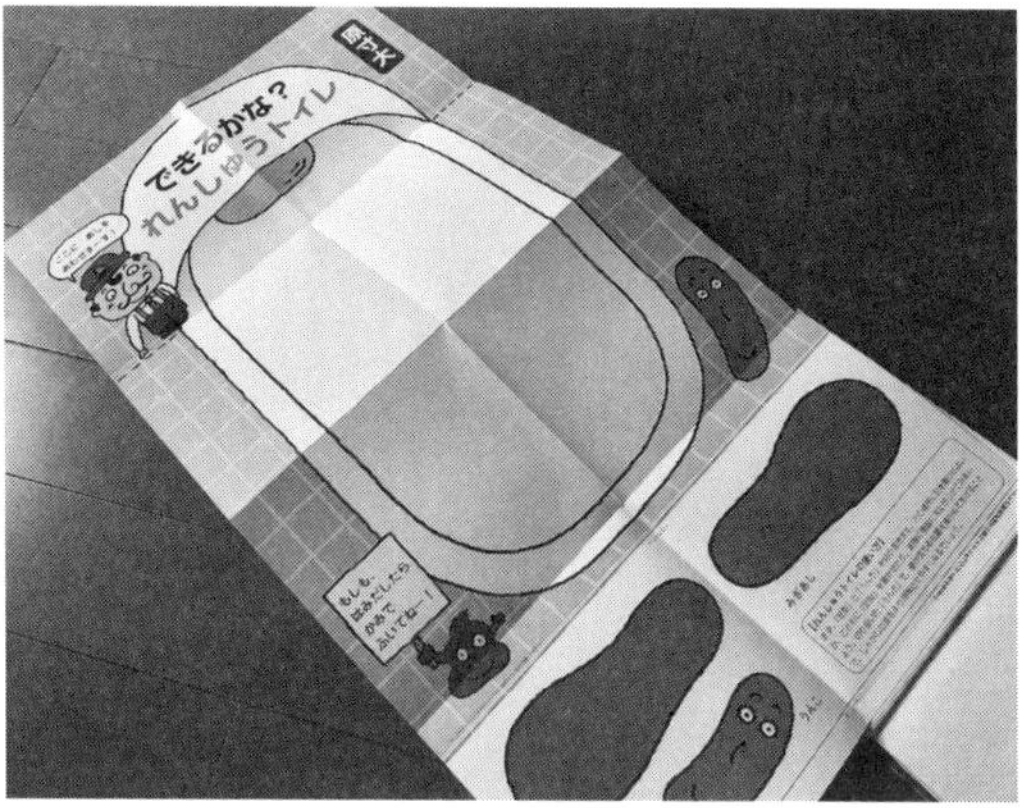


図 2-1 『がっこうでトイレにいけるかな？』ポスター

こうした状況の中にも、子どもたちが学校でウンコをしにくいと思うようになった原因があるように思います。

## 洋式便器の普及——自宅と学校のギャップ

では、一般家庭にはどの程度、洋式便器が普及しているのでしょうか。内閣府の「消費動向調査」によれば、洋式便器どころか、温水洗浄便座の普及率が今や八〇％を超え、水洗化が完了した世帯のほぼすべてが温水洗浄便座を備えるようになりました。現在では一般家庭にとどまらず、駅や商業施設などのパブリックスペースでの普及も進み、今や温水洗浄便座は日本人にとっての必需品と言われ

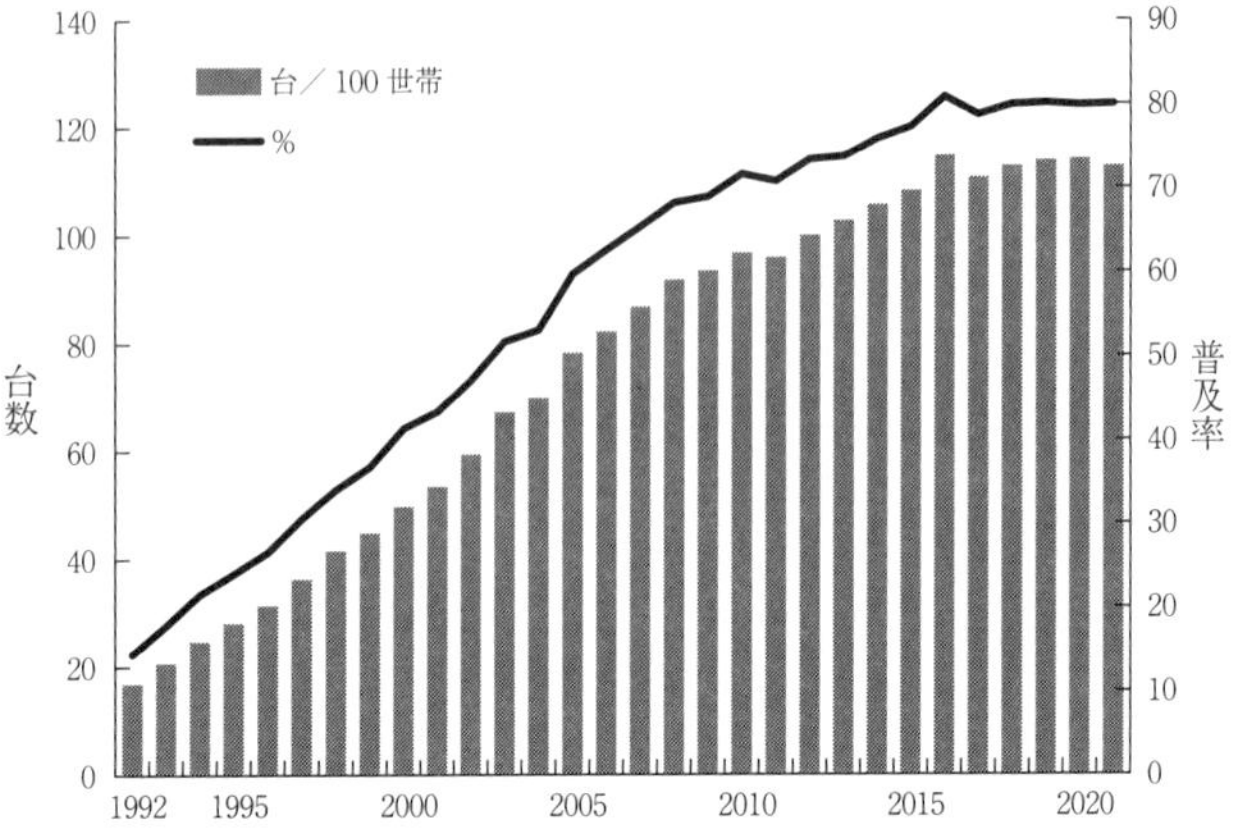


図 2-2　日本における「温水洗浄便座」の普及台数および普及率（二人以上の世帯）

出典：内閣府「消費動向調査」（令和 3 年）により作成。

るまでに普及しています（図2－2）。

和式便器と洋式便器を人間工学的に検討した上野義雪さんは、和洋どちらの便器もメリットとデメリットがあるため、単純にどちらが良いとは言えないとしたうえで、最近では椅子を用いる欧米式の生活スタイルが広く普及した結果、欧米人と同様、和式便器を使うためにしゃがもうとすると後方に転倒する若者が増えたと説明しています。[13] しゃがみ姿勢は、膝を二つ折りにし、足首を鋭角に曲げ、かかとを床につけることになりますが、足首を鋭角に曲げる、いわゆる「ウンコ座り」ができない子どもや若者が増えているため、そもそも和式便器を使えない人も増えているというわけです。

六六頁の文部科学省のデータに戻りましょう。今後のトイレ整備に対する教育委員会の方針としては、各学校で和式便器よりも洋式便器を多く設置する方針の学校設置者が全体の約八八％で前回よりも三ポイント増加しました。文部科学省では「大規模改造（トイレ改修）事業」学校施設環境改善交付金を設け、トイレ環境を改善するため、全体的に改修を行う工事に対し、国庫補助を行うことを決めました。

学校別にトイレ[14]の洋式便器率をみると、小中学校が五七％、幼稚園が約七六％、特別支援学校が約七九％となり、前回よりも割合が増えたとはいえ、全体の中で小中学校の洋式便器率が最も低い割合となっています。都道府県別の洋式便器率はさらにばらつきがあります。全体として見れば、これから洋式便器への移行が進んでいく計画ではありますが、小中学校での急速な一斉改修は難しい状況だとわかります。

また、今後の整備方針としては、「おおむね洋式便器」にしていくという教育委員会が多いものの、小中学校では「各階のトイレに一つ程度和式便器を設置し、ほかは洋式便器」という回答が全体の二一％となっていて、これは、先に紹介した建築士の福田さんが現場で直面した和式便器設置の方針とも一致しています。

とは言うものの、政府がトイレの改修に予算を出すからといって、すべてが洋式便器に改修されるわけでもありませんし、小中学校が一斉に改修に動けるほど、教育現場は単純ではありません。教育現場におけるトイレ事情についても話を聞いてみなければ、理解できないことがありそうです。

「学校でウンコがしにくいのはなぜ？」という疑問を、様々な視点から考えてきました。その結果、これは個人的な問題というよりも、社会全体と関わる現象であるということがわかってきました。学校という場所の特徴やトイレの歴史的な変化、そして社会の中でトイレや排泄をどのように位置づけてきたかということが、私たちの排泄に対する考え方に影響しているといえるでしょう。

ということは、国や地域が異なれば、排泄をめぐる考え方にも違いが見えてきそうです。そこで次の章では、海外事情も含めて、二一世紀のトイレとウンコについて考えてみることにしましょう。

# 第三章　トイレとウンコの海外事情はどうなっている？

## 二一世紀の「学校のトイレ」ルポ——日本編

二一世紀の「学校のトイレ」事情はどうなっているのでしょうか。まず、日本の教員としての立場からお話をうかがい、学校のトイレについて取材をすることにしました。保田征さんは大学を卒業してから教員となり、グアテマラの日本人学校に派遣されて四年間過ごした後、日本の小学校の教員になって約二〇年、子どもたちと過ごしてきました。現在は教育委員会で学校教育の現場を支えています。

質問：今、日本の公立小学校では、トイレはどのような場所ですか？　どんどん洋式便器に改修されているのでしょうか？

私の勤めていた学校がある市は統計でみると洋式便器率が低いですね。数年前まで勤めていた学校は古かったので、確かに和式便器が多かったです。公立学校の施設は市町村の教育委員会が所轄しているので、状況がまちまちなんですよ。ここ数年、施設改修で優先してきたのは、まず「耐震」。その後に教室の「空調」設備を整えることに専念してきました。次にようやくトイレに着手できる段階になってきました。ちなみに、私にも小学生の息子がいるのですが、和式便器でウンコはできないと言っていました。

時代の中で排泄《はいせつ》自体が見えにくい社会状況になっているせいもあって、あえて学校現場でトイレや排泄について改めて「どうすれば?」と考えてみる余地やきっかけがなかったようにも思います。

質問：子どもたちはいつ、トイレに行くのでしょうか。低学年では休み時間が短すぎて大変ということもあると思うのですが。

基本的には休み時間に行っておきなさい、とは言いますね。これは本当に児童によってまちまちで、毎回休み時間になると必ずトイレに行く児童もいますし、ほとんど行かない児童もいます。

もちろん、授業中でもトイレに行ってよいことになっています。昔の小学校に比べて授業中でもトイレに行きやすい状況だと思いますよ。というのも、今は、教室でワークショップ形式の授業（アクティブ・ラーニング）が展開されていることが多いので、「トイレに行ってきます」と言いやすい雰囲気になってきたからです。昔のように教員が話すだけの静まり返った教室ではとても言いにくかったと思いますが、最近ではそうした状況は変わってきましたね。

なるほど。授業の仕方が変わると、教室の雰囲気も変わるということは重要です。教員が一方的に話す授業では、緊張で空気が張り詰めていて、「トイレに行きたい」と申し出にくい雰囲気でしたが、それは少しずつ変わってきているようです。

## 「男子が個室に入りにくい」問題など

質問：学校での排泄やトイレの問題について、現場ではどんなことが起こっていますか？　「男子が個室に入りにくい」という話をよく聞きますが、実際はどうでしょう。

養護教諭（保健の先生）から聞いた話によれば、「男子が個室に入りにくい」という問題は実際にあって、学年が上がるほど気にする傾向にあるようです。だからわざわざ違う学年の児童が使うトイレに行ったりすることもあるとか。

排泄のトラブルや失敗に対するケアは、担任教員ももちろんですが、たとえばお漏らしをしてしまった場合、まず保健室に連れていくので、養護教諭との連携で対応します。保健室に着替えが置いてありますので。最近では学校内での嘔吐《おうと》や排泄の失敗などは、ノロウイルス対策などにも留意しなければならないので、消毒も欠かせません。

現場にいると、いろいろなことが起こります。トイレの中で大便がうまくできなかったのでしょう。トイレの壁がウンコで汚れていて、いったい何があったんだろうと驚きながら、掃除したこともあります。

質問：そうした時の対処について、特別なマニュアルなどはあるのでしょうか？

小学校低学年では排泄のトラブルや失敗が起こりやすいのですが、特別な指導マニュアルや勉強会などはありません。ただし、最近、私が勤めている県の養護教諭の部会では、ＮＰＯ法人日本トイレ研究所から講師を招いて、子どもたちの排泄についての勉強をしたそうです。

食べることについては、文部科学省によって「食育」が導入され、平成一七（二〇〇五）年から「栄養教諭」が配置されるようになりましたが[15]、「排泄」については教員と養護教諭との臨機応変な対応に頼っている状況です。学校現場で「便育」のような取り組みをするのは、言われてみれば大切だと思う一方で、非常にデリケートな問題なので、保護者や子どもたちがどのように受け止めてくれるのか、教員としてはどうしたらよいのか名案が浮かばず、難しい問題だと思っています。

それから、最近、議論が始まっているのはＬＧＢＴの子どもたちがどのトイレを使うのか、という問題です。本人、保護者、ほかの子どもたちやその保護者の気持ちを尊重するためにも、議論を重ねていかなければなりません。結論がすぐには出ない問題なので、ひとまずは職員トイレを利用してもらうことから対応を始めています。

ひと通り話を聞いた後で、保田さんの口から「小学校では教員がトイレになかなか行けないんですよ」という言葉が漏れました。朝、子どもたちが登校して、夕方に下校するまでの間中、教員は自分の排泄時間をどこでどのようにとるのか、タイミングの工夫が必要だといいます。

小学校の教員の周りには休み時間も含め四六時中子どもたちがいて、休み時間中におこるトラブルなどにも対応していると、つい、トイレに行きそびれてしまうのだとか。今回の取材では、教員が抱えるこうした悩みもまた、あまり公に議論されることはありませんが、学校現場での重要なトイレ問題だと気づかされました。

## 二一世紀の「学校のトイレ」ルポ――アメリカ編

ここまで日本の学校におけるトイレや子どもたちについて考えてきましたが、世界の学校トイレの現状はどうなっているのでしょうか。海外の事情を知ることができれば、日本の状況と比較することができます。

アメリカ合衆国ワシントン州シアトルで教員として働いている鈴木直子さんにお話をうかがうことができました。

鈴木さんは二〇〇三年に渡米して以来一八年間、アメリカ合衆国ワシントン州シアトルに住んでいます。私立の小学校の教員を務めた後、現在は幼稚園の教員として、主に一歳児クラスを受け持っています。現在、小学校低学年の娘さん、中学生の息子さんの経験も合わせて、アメリカの学校とトイレについてお話をうかがいました。

　排泄は大人にとっても子どもにとっても自然現象ですから、授業中にトイレに行きにくい、という雰囲気はないですね。

そんな話からインタビューが始まりました。日本の小学校では、できるだけ休み時間にトイレに行くという習慣や思い込みのようなものがありますが、鈴木さんが経験したアメリカの教育現場では子どもたちが授業中にトイレに行くことに、それほど抵抗を感じていないように見えるということでした。続いて、鈴木さんにいくつか質問してみました。

### 休み時間とトイレの関係

質問：子どもたちが「トイレに行きにくい」と感じることはありますか？　アメリカでは休み時間にトイレに行くという習慣よりも、授業中でも必要があれば自主的に行くという話を聞いたことがあります。廊下の通行証（Hall Pass）やトイレに行く通行証（Restroom Pass）などを首にかけて行くという事例もあるそうですね。

私が経験した教育現場では特にPassをつけるということはなくて、行きたいときに行けるという状況でした。一応休み時間に行くことを勧めるのですが、あまりそれに囚《とら》われている感じではないですね。

もちろん個人差はあって、まったく気にしない子どももいれば、中には恥ずかしいと感じている子どももいます。それは国が違っても同じことです。ただ、教室でも家でも、大人に対して気軽に話す雰囲気があるので、遠慮してトイレに行きにくいということはほとんどないように思います。トイレの事に限らず、発言する「場」と「機会」は子どもにも当然の権利として平等に保障されていますので、日本の教師と児童という関係では考えられないくらい、子どもたちは堂々とフラットに話しかけてきますね。

それから一年生の教室の中にはトイレが設置されていますので安心感もあります。幼稚園では教室の中に洗面所もあります。学ぶ空間と生活する空間が一体化しているというイメージです。

質問：一年生の話が出ましたが、排泄の失敗があった時はどんな対処をしていますか？

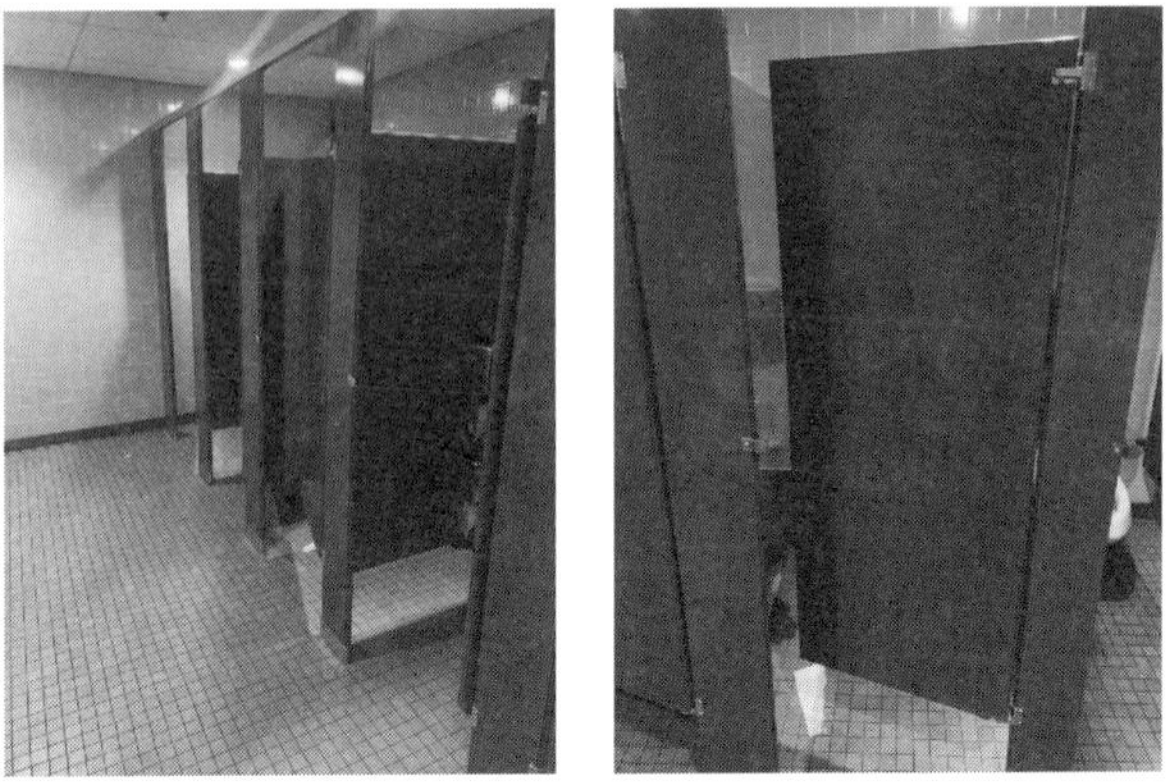

図 3-1　アメリカのトイレ

日本のように保健室に着替えが置いてあって、それを借りるというのではなく、全員が着替えを用意しています。失敗する、しないに関わらず、子どもたちは必ず各自のロッカーに着替えを一揃《ひとそろ》え置いておくことになっているのです。排泄の失敗だけでなく、体調不良の嘔吐や、泥や水で汚れることもありますから。

## トイレという場所について

質問：トイレそのものの構造などには、日本と違う特徴はあるのでしょうか。

アメリカに来た人はよくご存じだと思い

ますが、トイレのドアは上も下も大きく開いています（図3－1）。トイレに入っている人の足も見えるし、音もよく聞こえます。日本ではどうしてあんなに上も下も閉じたドアで密閉されたような個室になっているのか、不思議に思えるくらい、アメリカのトイレは開けっぴろげなんです。

だから、排泄の「音」を消す必要はなく、むしろ「トイレはそもそも排泄の場なので、思い切り音も出していい」という雰囲気が、大人にも子どもにもありますね。最近、日本では排泄時の消音が普及していますが、アメリカの友人はとても驚いていました。洗浄便器や温かい便座などをとても珍しがって、日本で観光する際には真っ先にトイレを見に行きたいと言うアメリカ人は多いんですよ。

アメリカの便器は日本に比べて大きいのですが、子ども用の便器というのはなく、学校も大人と同じサイズの便器が設置されています。便器について、あまり細かいことを気にしている様子はないように思います。ただし、幼稚園など、体のサイズがかなり小さい子どもたち用には、幼児用の小さなトイレがあります。

日本と比べて違いがあると思うのは、アメリカでは学校に限らず、ほとんどすべてのトイレにペーパータオルがあることです。ですから、ハンカチを持ち歩くということはありません。それから、掃除は子どもたちではなく、清掃業者が担当していることです。これについては個人的には子どもも掃除した方が良いのではと思うこともあります。娘が通っている小学校は午前中が日本語、午後が英語のクラスなのですが、掃除は日本式で、あえて子どもたちが担当しているようです。

質問：公立学校のトイレは、日本では文部科学省などが把握して管理していますが、アメリカではどうですか？

アメリカでは国が一括で管理するのではなく、「学校区（School District）」が決定権を持っています。私が住んでいるところで言えば、ワシントン州よりも小さい範囲のシアトルという都市が主体になって、学校に関わる様々な施策を決定、実施します。ですから、例えば学校のトイレをどうするか、という課題があった場合には、学校区で取り組むことになります。

質問：日本の教育現場について話を聞いた時に、最近ではＬＧＢＴの子どもたちへの対応をこれからどうしていくか、という話題になりました。アメリカではいかがですか？

これは学校現場に限らないのですが、アメリカの西海岸の都市、たとえばカリフォルニア州サンフランシスコなどでは最近、公共空間においてオール・ジェンダー（All Gender）と掲げられたトイレが増えてきました。ＬＧＢＴへの特別対応というのではなく、すべての人が使える「だれでもトイレ」というイメージです。シアトルでもここ数年で、公立の学校の職員用トイレを"All Gender"仕様にする変革が進んでいます。

## あらためて日本の学校のトイレを考えてみる

こうしてアメリカの学校トイレ事情を聞いてみると、排泄という行為自体は誰でもする共通事項でありながら、トイレや排泄に対する意識が日本とアメリカとでは随分異なることに気づかされます。

前章では、子どもたちが「トイレに行きにくい」という雰囲気は、「場所」と「心」の問題であるという仮説を立てましたが、海外との比較を通して、生理的な欲求や現象を率直に話せる「話しやすさ」、「コミュニケーション」の有無も重要なポイントであることがわかりました。少し大きな視点で見ると、人間同士がいかに関わるか、生きるうえで大切なものをどのように自覚するか、という問題にも関わっているように思えます。

また、アメリカは日本に比べ、トイレに対して「子ども」、「ＬＧＢＴ」を個別問題として特別視しない考え方があり、それが日常化していることが印象的でした。それは、「生きているなら誰でもすること」という大切な大前提を、多くの人が共有しているからこそ、生まれる雰囲気であるのかもしれません。

排泄するという生理的現象は共通である一方、それを受け止めるトイレには様々な変化と地域的な差異があることがわかりました。そこでこの章の後半では、さらに広く世界に目を向けて世界のトイレ事情を概観し、アフリカに位置するケニアの現代的課題を、次の第四章では「物質循環」に関するイギリスの最新技術について考えてみたいと思います。

## 安全に管理されたトイレを使える地域と使えない地域

「世界のトイレ事情についてでは、まだ知らないことがたくさんある」。

そう痛感したのは、アフリカで働くYさんの話を聞いたことがきっかけでした。Yさんは大手住宅設備メーカーでトイレの設計と製品化を担当する女性で、私が出会った当時はケニアのスラム地域などに「バイオトイレ」を提案し、普及させる仕事に取り組んでいました。十分な水がなく、衛生的なトイレを使えない人が、世界には二四億人いると言われています。世界全体では、およそ三、四人に一人の割合ということになるので、その割合の高さに驚かされます。まずは、ユニセフが公表している「安全に管理されたトイレを使う人口割合」をもとに作成した世界地図を見てみましょう（図3－2）。

日本を含め、ヨーロッパや北米諸国は安全に管理されたトイレを使用している人口割合が高い一方、南米やアフリカ諸国は低いことがわかります。Yさんの話によると、ケニアはナイロビなどの大都市を除いてはトイレの整備状況が非常に悪く、とりわけスラ

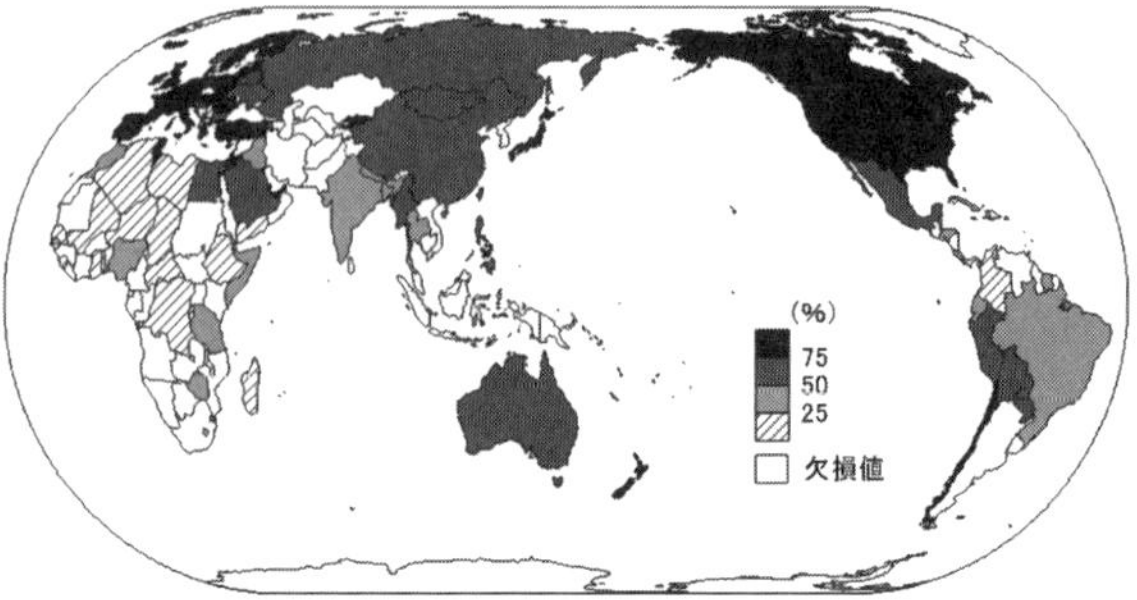


図 3-2　安全に管理されたトイレを使う人口割合（2020 年）
出典：WHO 統計により作成。色が濃いほど安全に管理されたトイレが多い。

ム地域では安全なトイレがほとんどない状況だったといいます。

## トイレから社会を変革する

大学でも大学院でも「トイレ」をテーマに研究を続けてきたYさんは、世界中に日本のような水洗トイレを普及させたいという夢を抱いてトイレの設計士になりました。ところが、念願かなってトイレに関わる仕事に就いてみると、世界にはそもそも「水」が十分に確保できない地域がたくさんあるということに気がつきます。そこで社内の「ソーシャル・サニテーション・イニシアチブ部」に異動の希望を出して認められ、アフリカでの活動に取り組み始めたのです。

既に会社では「水を使わないトイレ」の実証実験が始まっていましたが、二〇一三年に横浜で開催された「第五回アフリカ開発会議（TICAD V：The Fifth Tokyo International Conference on African Development：第五回アフリカ開発に関する東京国際会議）」をきっかけに、アフリカでの開発と普及の必要性に気がついたといいます。ジャイカ（JICA：Japan International Cooperation Agency：国際協力機構）と連携した事業になったことも、アフリカでの活動を後押しする条件となりました。

「トイレから社会を変革する」部署に希望して異動したものの、Yさんはケニアに赴任したばかりの二〇一五年頃は、覚悟して行ったとはいえ、トイレの状況の悪さに慣れず、トイレに行くのを我慢しているうちに、体調を崩してしまったこともあったそうです。

ケニアで目にしたトイレの状況をYさんは次のように伝えています。

都市部のスラムや田舎を中心に、「フライング・トイレット」はいまもって普通に行われています。何よりもまず、セキュリティの問題なんですね。上下水道のインフラが整備されていないエリアでは、いわゆる〝ぼっとん便所〟がつくられるわけですが、どうしても臭いが出るので、敷地内でも家から離れた場所につくる。すると、たとえば夜中に女性が用を足しにいったときに性的被害を受けてしまう、というケースがあとを絶たないんです。

怖いので、夜は家の中で用を足してしまう。そして排泄物を入れた袋を戸外に投げ捨てるので、公道が排泄物だらけになっています。これには文化的な背景もあって、ケニアでは、自分の土地が綺麗《きれい》であればいいというのが一般的な感覚なので、排泄物だけではなく家から出たゴミも目の前の公道やドブに捨てるだけ[16]。

かなり切実で深刻な問題が存在していることがわかります。首都ナイロビでは、ホテルなどに入ればトイレは整備されているとはいえ、郊外に広がるスラム地域ではひどい状況だったといいます。トイレの整備が進まないのは、衛生知識の不足という単純な要因ではなく、都市、住宅、社会、ジェンダーなど、様々な問題が重層的に絡み合っているからなのです。

つまり、トイレやウンコについて考えるということは、社会やジェンダーの問題、そして私たちの「生きる尊厳」を考えることにつながります。SDGsの目標六「安全な水とトイレを世界中に」だけでなく、複数の目標にまたがる問題を孕《はら》んでいると言えそうです。

そうだとするならば、「縁の下の未来学」として、トイレやウンコについて考える必要性と現代的意義は、やはりあるのだと、Yさんとの出会いを通して、私の中に何かストンと腑《ふ》に落ちるものがありました。

## ケニアのフライング・トイレット

「フライング・トイレット」。

この言葉を知った時の衝撃は、ぜひYさんと直接話をしてみたいと思ったきっかけの一つでした。直訳すると「空飛ぶトイレ」となりますが、いったいどういう意味なのでしょうか。実際にはポリ袋に入れられたウンコが空を飛ぶ、つまり、窓から屋外へウンコが投げ捨てられる状況を表しています。そのため、このフライング・トイレットによって汚物が散乱して感染症で亡くなる子どもも多いといいます。

この問題を解決するために、Ｙさんは二〇一五年からアフリカで「循環型無水トイレ」の開発に取り組むようになりました。このトイレは、水の代わりに「おがくず（木材を切る時に出る屑《くず》）」を混ぜて、排泄物を発酵させる仕組みです。発酵し、無害化された排泄物は堆肥（畑にまく肥料）としても利用できるので「循環型」のバイオ（生物）トイレと名付けられました。

そして研究と試行錯誤の結果、ついにその技術は完成しました。ところが、それを普及させようとする段階になって、新たな問題が生じました。もともと下肥《しもごえ》に馴染《なじ》みがないことからくる違和感に加えて、「日本で衰退した技術をなぜ今ケニアに普及させようとするのか」という反論や抵抗に直面したのです。

そのことについて、Ｙさんは次のような話をしてくれました。

この度は、ご丁寧にお手紙をくださいまして、ありがとうございました。

そして、論文等、資料につきましても、ありがとうございます。とても興味深く拝読させていただきました。下肥の価値が人口増加と化学肥料の流入により下がり、排泄物が廃棄物になっていく過程がよくわかりました。

「排泄物を肥料に」、「日本では昔からやってきた」というと聞こえがいいので、イケイケムードになるんですけど、日本で減退していった理由や、当時、「排泄物を下肥として使うこと」に本当に課題はなかったのか？　など、しっかり押さえて、ケニアの人たちが気持ちよく使ってもらえるものにしなければなぁといつも思っています。

この後詳しく述べるように、私自身は日本で過去に存在していた人糞尿《じんぷんにょう》を「肥料」として農業に利用する歴史を研究していました。歴史研究は現代にとって、どのような貢献ができるのか、と問われることがありますが、私はYさんとのやりとりを通して、日本の過去の経験が、ケニアの現代的課題の解決に貢献できるのかもしれない、と気がつきました。

排泄物を肥料として利用すること。その歴史的、科学的根拠などがバイオトイレの普及には不可欠であったとYさんは言います。一方、私は歴史研究の現代的意義を模索し続けていました。二人の意見が一致し、直接話してみると、現代的課題と歴史研究が結びつき、ウンコから「環境」について考える展開となりました。そこで、次の章では、ウンコと環境についてお話していきたいと思います。

# Ⅲ　ウンコと環境

# 第四章　ウンコは役に立つ？

## ヨーロッパの「夜の土」と二一世紀の「バイオソリッド」

そもそも人糞尿《じんぷんにょう》は本当に肥料として使えるのでしょうか？

まさか、日本の歴史にそういう話があったとは、と驚いている方もいるかもしれません。あるいは、歴史として知ってはいたけれども、現代社会にそれを応用して大丈夫なのだろうか、と疑問に思っている方はもっと多いことでしょう。

ここでは一足飛びに数百年前の日本にタイムスリップして、かつて盛んに行われていた下肥《しもごえ》利用について説明する前に、まずは、私たちが今生きている、二一世紀の現在の状況からお話していきたいと思います。結論から言うと、人糞尿を肥料として使う取り組みは、現在、特に欧州各国で非常に重要な政策として進められています。一方、かつて人糞尿を巧みに利用していた日本は、そうした取り組みからはずいぶん遅れをとっているのが現状です。

現代社会では、例えば江戸時代のように人糞尿を回収して貯蔵しておくという方法ではありません。下水道や浄化槽が普及しているので、水を浄化処理した後に残る「下水《げすい》汚泥《おでい》」のリサイクルとして、様々な技術を駆使して間接的に人糞尿の利用が行われているのです。

イギリスの環境史研究者である三俣延子さんは、「下肥」の利用は日本だけでなく、イギリスでも行われていた歴史が存在することを詳細な史料にもとづいて実証しました。[17]産業革命期のイギリスで、廃棄物リサイクルの一つとして人糞尿の利用があったというのですが、日本でいうところの「下肥」は、イギリスでは「Night Soil」と呼ばれていたそうです。運搬する人は「Night Man」といいます。夜に運び出されるから「夜の土」という説と、色が夜のように黒いから、という説などがありますが、いずれにしても絶妙な名前ですね。

三俣さんは二一世紀の現代のイギリスで、かつての Night Soil がどのように扱われているのかというテーマでも研究されていますが、その結果がとても興味深いのです。なんと、イギリスでは現在、下水汚泥の緑農地利用が「最も実行可能な環境政策」として捉えられていて、六〇%以上が「バイオソリッド」として土壌に還元され、リサイクルが実現しているというのです。一方、同時期の日本では、その割合は一四%にとどまっています。[18]

すでにイギリスでは政府が、「下水汚泥は農業に大きな利益をもたらす」との見解を表明しています。二一世紀の下水道改革が基盤となり、下水汚泥の適切な利用と肥料市場の拡大のための様々な施策が講じられ、細かなガイドラインも構築されています。これは、下水汚泥のリサイクルはきわめて現代的な課題である、という認識を、政府と国民が共有しているからこそ実現した取り組みであると言えそうです。

ということは、Yさんがアフリカのケニアで取り組んでいた「循環型無水トイレ（バイオトイレ）」は非常に先駆的、かつこれからの地球の未来を考えていくうえで重要な実践だったということになります。日本で廃れた技術を諸外国へ押し付けているのではなく、世界的にみれば、そうした技術は今まさに、サステイナブルな社会を創出する「鍵」として注目されているというわけなのです。

## フラーの宇宙船地球号

イギリスでの下水汚泥の利用状況を知ったあなたは、それでもなお、「どうして人糞尿を肥料として利用しなければならないのか」という疑問を拭い去れないかもしれません。そこで以下では、少し広く俯瞰的《ふかんてき》な視点、具体的に言えば、地球を外から見るような視点でこの問題を考えてみたいと思います。

アメリカの国連大使、アドライ・スティーブンソンが、一九六五年七月にスイスのジュネーブで開かれた国連経済社会理事会で次のように言って、広く共感を得たことが知られています。

> われわれはみんな、小さな宇宙船に乗った乗客である。

じつはこの地球を宇宙船にたとえる見方は、すでにこの講演に先立つ一九五一年、R・バックミンスター・フラーが提唱した「宇宙船地球号」という言葉として誕生していました。[19] 余談になりますが、近年、グランピングと呼ばれる少し贅沢《ぜいたく》なキャンプが流行していますが、そこでよく見かける多面体を組み合わせた素敵なドームテントがあります。ジオデシック・ドームと呼ばれるこの構造物の原理の開発者として知られるのが工学者のフラーです。彼はあまりにも多岐にわたる活動と発明をしたので、「現代のレオナルド・ダ・ヴィンチ」とも呼ばれています。

そのフラーが一九六九年に発表したのが、『宇宙船地球号　操縦マニュアル（Operating Manual for Spaceship Earth)』という一冊です。時代はアメリカのベトナム戦争が激しさを増し、アポロ一一号が月面着陸に成功し、日本では学生運動が高まりを見せていた頃でした。

フラーは次のように言っています。

超物質的《メタフイジカル》な知性としてのアインシュタインが、物質宇宙の方程式、E＝MC²を書いてそれを理解したとき、エイブラハム・リンカーンの「権利は腕力に勝つ」という考えが実現された。つまり、超物質的なものが物質的なものを計量し、支配したのだ。この関係は経験的に見ても、逆転できないように思われる。いかなる経験からしても、エネルギーが知性の方程式を書き、それを理解するといったことは考えられない。あの方程式は容赦なく働いているし、超物質が物質を支配できるということは、いまや明らかであると私は思う。

これが「宇宙船地球号」上での人間発展の本質だ。「宇宙船地球号」に乗り込んだ人類の現状が、この容赦なく働くプロセスを包含できず、超物質的なものが物質を支配するという機能に厳密にしたがう訓練もできないとすれば、人類の発展は中断されてしまうだろう。[20]

世界一有名な方程式と呼ばれるアインシュタインの相対性理論をあらわした$E=MC^2$は、「E（エネルギー）はM（質量）とC（光の速度）の二乗をかけたものと等しい」という意味です。要するに、私たち人間はこの方程式を手に入れたことによって、知性をもって、「エネルギーが物質の質量と等しい」ことを理解できたわけです。それゆえに、知性の使い方次第では、このエネルギーと物質のバランスをコントロールすることも、崩壊させることもできるようになりました。この可能性と危うさを、フラーは「宇宙船地球号」の「操縦」という言葉で世界に問いかけているのです。

現在、ＳＤＧｓを掲げて盛んに議論されているのは、「脱炭素社会」や「温暖化防止のための二酸化炭素の削減」などのエネルギー問題ですが、それもフラーが提唱した「宇宙船地球号の操縦をどうすべきか」、という課題にほかなりません。

ＳＤＧｓの取り組みのきっかけとして最近話題になっている「プラネタリー・バウンダリー（地球の限界）[21]」もまた、フラーが提唱した地球を宇宙から眺めてみるという視点で、共通していると言えるでしょう。

## 窒素・リン・カリウムという物質

二酸化炭素のほかにも、宇宙船地球号の操縦に深く関わってくる物質があります。それは生物が生きることに欠かせない「窒素」、「リン」、「カリウム」という物質です。中学生の理科の教科書では、主に植物が育つための三大物質と説明されていますが、植物だけでなく生物にとっても同じく欠かせないものです。もちろん人間もこれらの物質を取り込み、吸収し、一部は排泄物《はいせつぶつ》と一緒に体の外に出しています。

植物は土壌を介してこれらの物質を取り込み、人間などの動物がそれを食べて体内に取り込んでいます。動物は糞尿《ふんにょう》としてそれを土壌に還《かえ》しており、かつては人間もそうでした。しかし、下水道や浄水技術が進んだ現代社会では、人間の排泄物は下水汚泥となって土に還ることは少なくなりました。例えば現代の日本では、それらは焼却されて灰になり、埋め立てられるかコンクリートなどの建材に混ぜられて利用されるようになっています。したがって、下水汚泥に含まれている物質は、畑の土に還ることはなく、埋め立て地や建造物の中に閉じ込められているということになります。

窒素、リン、カリウムは無尽蔵にある物質ではなく、有限資源です。そのため、たとえば二〇世紀初頭のドイツでは、空中に含まれている窒素を工業的に固定化する実験が成功し、肥料として売り出されるようになりました。その後、ハーバーとボッシュという二人の化学者によって、空気から分離した窒素ガスに水素ガスを直接化合させる合成アンモニア法が発明されました[22]。

この技術により、局地的に偏在していた有限資源を大量に使えるようになりました。こうした科学技術の発展を伴う人間活動によって、物質循環の構造転換が生じ、それが二〇世紀の人間活動、つまり産業革命や資本主義経済の発展などを可能にしてきたのです。

しかし、「宇宙船地球号」という視点でみれば、地球の中の循環構造が変化しただけで、物質の量が変化したわけではありません。また、リンとカリウムは窒素のように工業的に生産することが不可能で、その分布は局地的であり、有限です。日本が石油を海外からの輸入に頼っていることは誰もが知っていますが、じつはリンやカリウムも同様で、そのほとんどを輸入に頼っています。[23] そのため、近年の世界的なリン肥料の価格高騰が、農業において大きな問題になっているのです。[24] これは日本だけでなく、リンやカリウムを輸入に頼って利用している世界各国にとっても同様です。

つまり、イギリスなどが「最も実行可能な環境対策」として下水汚泥の緑農地利用を進めているのは、宇宙船地球号の中の窒素、リン、カリウムの循環を再構築し、エネルギーの均衡を取り戻すための重要な試みでもあるのです。

## 下水汚泥のリサイクル

下水汚泥の緑農地への還元を進めているイギリスと比べて、現代の日本はどうでしょうか。下水汚泥のリサイクル率が、わずか一四%にとどまっている背景には、第二次世界大戦後、とりわけ高度経済成長期以降の急速な水洗トイレと下水道の普及、衛生技術の向上があったと思われます。しかし、そうした変化を経たのはイギリスも同様です。

インフラ設備の革新の恩恵を受ける中で、私たちはいつの間にか、ウンコを活用するどころか、「ウンコがどこから来て、どこへ行くのか」という問題を考えることもなくなってしまいました。日本に存在したかつての技術も思想も忘れ去られています。忘却のプロセスは戦後の高度経済成長期に生じた日本社会の劇的な変化によるものでした。

ところで、下肥《しもごえ》利用の技術や思想が忘却された現在、じつは国土交通省や環境省が中心になって、下水汚泥の有効利用についての議論や取り組みが始まっていることをご存じでしょうか。早晩、それを推し進めるか否か、市民レベルでの議論や理解が求められるようになるはずです。ですから、未来を考えるために、私たちは下水や下水汚泥そのものについて、そして下肥利用の歴史にもっと関心を寄せ、知らなければならないのです。ということは、日本で最も巧みに人糞尿を有効利用し、驚くべきビッグビジネスとして循環世界を実現していた江戸時代の下肥の世界に触れておく必要がありそうです。

人糞尿を「下肥」として土に還元していたというのはかなり昔の話だろう、単なる過去の遺物だろうと思われるかもしれません。しかし、結論を先んじて言えば、今からわずか五〇年前、一九七〇年代頃までは日本の各地で下肥の利用は継続されていました。戦中戦後の物資不足にはもちろん肥料も含まれていて、同時に食糧難も生じていました。そうした中で、少しでも農業の生産性を上げるために、自給肥料として下肥が重宝されていたからです。また、化学肥料が輸入されるようになるまでは、肥料のすべてを国内で賄う必要がありました。その時に、江戸時代以来続いてきた「下肥」利用の技術が大いに農業を支えることになったのです。

## 江戸時代の農書をひもとく——大蔵永常の『農稼肥培論』

生きるうえで一番大切なものは何でしょうか。この問いに対して、「食べること」と答える人が多いのに比べ、「排泄すること」と答える人が驚くほど少ない現代社会では、人糞について語ること自体がタブーであるようにも感じられ、それ以上に踏み込んだ議論をする機会がほとんどありません。一九七四年生まれの私自身も、物心がついた頃にはすでに水洗トイレが普及していたので、水で流された後の人糞尿のことを考えることはありませんでした。また、かろうじて小学生の頃に畑の横に埋め込まれている既に使われなくなったコンクリート製の肥溜《こえだ》めを見かけることはあっても、それが一体何の役に立つのかを知りませんでした。

しかし、そんな世の中になったのは、じつはつい最近のことに過ぎないのだと教えてくれたのは、農業史を研究する中で出会った史料や様々な人びとの経験談でした。かつて日本では人糞尿を腐熟させたものを「下肥」として農地に還元していた歴史を理解し、そこに具体的な経験談や記録を重ねると、「物質」を循環、還元させるというだけでなく、人と糞が土を介して「いのち」の受け渡しをするような親密な関係を培ってきた世界が見えてきました。これは、ハッと息をのむような経験でした。その世界をご案内しましょう。

江戸時代の農書、大蔵永常《おおくらながつね》の『農稼肥培論《のうかひばいろん》』の「惣論《そうろん》」には次のような文章があります。

凡《おおよそ》、農業の内にて最《もつとも》大切にすべきものハ、糞壌《ふんじよう》を撰《えら》ぶなり。是則《これすなわ》ち天地の化育《かいく》を助《たす》くべき内の一ツにして、百穀《ひやつこく》を世に充《みた》しめて、以《もつ》て万民の生養を厚くするの第一義なり。夫《それ》、人間に在《あり》てハ上天子《てんし》より下庶民《しよみん》に至り、亦《また》、鳥獣虫魚《ちようじゆうちゆうぎよ》に及ふまでも、生《いき》とし生《いけ》るもの皆食せずして生命を保つもの無事《なきこと》ハ、皆人しる所なり。

農業で最も大切なのは「糞壌」であり、それは、「天地の化育」、すなわち天地自然が万物をつくり育て、色々な穀物で世の中を充たし、すべての人びとを養い、生きることを支えると記されています。糞壌というのは「肥えた土」や「肥料」という意味で使われていますが、何と言っても、ここに「糞」という字を当てているところが重要です。

加えて印象深いのは、「人は皆、そして生きとし生けるものすべてが、食べずして生きることはできないのだから」と説いていることです。農という営みの中では、食と糞壌を通して人間だけでなく鳥獣虫魚のすべてがひとつながりの「環《わ》」として描かれています（図4－1）。これは第三章で紹介したフラーの「宇宙船地球号」とも共鳴するところがあるように思います。

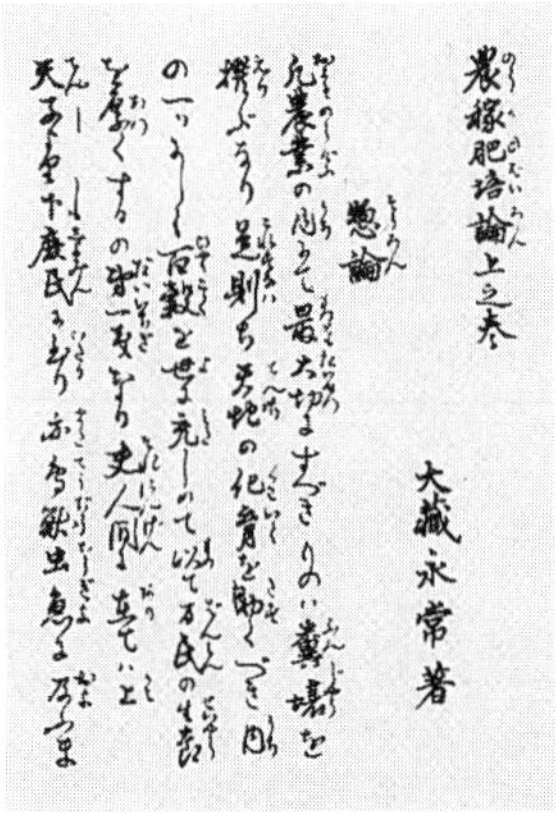


図4-1　『農稼肥培論上之巻』
出典：徳永光俊編『日本農書全集 第69巻』農山漁村文化協会、1996年。

## 江戸の下肥と「環」の世界

ここでいう「環」は現在でいうところの「環境」とは少し違うニュアンスであるということも付け加えておきたいと思います。よく「江戸時代はエコな社会」だといわれますが、それは現在の価値観による評価の一つに過ぎず、同時代的に見れば、実際には、万物を廻《まわ》すことによって得られる利益が大きかったからこそ成り立っていたシステムでした。

人口増加や商品作物の導入に伴って土地生産性の向上が求められると、貝殻、海藻、魚、草、柴、動物の糞、藁《わら》、籾《もみ》など、様々な有機物が肥料として用いられるようになります。全国各地の産物や土地条件が多様であったことを反映して、使われる肥料の組合せも多様でした。ところが、江戸や大坂などの大都市近郊では、これといった有機物がなかったのです。それなのに、人口は増えて、食料需要は高まるばかり。そうした状況の中で、膨大な人糞尿が資源として発見され、用いられるようになりました。当時の史料から推計すると、驚くべきビッグビジネスだったことがわかります。組織的で周到な汲取《くみと》り契約がなされ、その利権をめぐってしばしば争論も生じていたほど、貴重な物資として盛んに取引されるようになったのです。

九州で生まれた大蔵永常は、「どうすれば農業を通して人びとが豊かになれるのか」、というテーマを追究しながら全国各地を旅した人物です。商品作物の栽培について、農産加工の方法についてなど、わかりやすい言葉で様々な技術を記して、人びとに伝えました。その中の肥料に関する詳細な指南書が、先ほど紹介した『農稼肥培論』です。「農業で稼ぐために肥やしで作物を培う方法」という意味のタイトルも秀逸です。

大蔵永常が旅先で知り得た肥料の世界と技術指導が具体的で面白いので、いくつか紹介してみたいと思います。

大蔵永常はまず、上方（現在の畿内）の農民が「小便は人の身体（胃）でつくるお酒、大便はお酒の粕《かす》である」と言っていることを例にあげます。そして、小便について、「夏の小便は冬の小便より濃く、働き者の小便は怠け者の小便より濃い。それは汗で出るからである。そのため、夏の小便は多めの水で薄めて使うこと」、「稲の苗の育ちが悪いときは小便を水で薄めてかければ、たちまち元気になる」、「スイカの甘味と色を良くするには、干鰯《ほしか》（イワシを乾燥させて作った肥料）と小便を混ぜて根にかけること」、「小便は人の食べた塩気が混じって排泄されたもの。塩は生物が生きるために欠かせない。塩を入れておいた俵や、海に生える海藻が肥やしになるのは塩が効くからである」などと説明します。

大便については「大便は肥やしの中で一番大切」で、「特に根を太らせ、充実させたい作物（ダイコン、カブ、菜種、ニンジン、ゴボウなど）に用いるのが良い」、「田に施《ほどこ》す時は、よく腐熟させた大便に水をほどよく加え、田の水を落としてからまくのが良い」、「長い間、肥え壺《つぼ》に蓄えておいた人糞はよく腐熟して固まりがない。固まりがあると、野菜の根から病気が出ることがあるので、水などを加えて固まりをなくすことが大切である」と言います。

食べることと出すことをつなげて、「環」の世界を描いていることも重要です。京都の茶園については、次のような具体的な記述があります。

> 宇治の茶園では、寒中に茶の樹の根際を深く掘って、人糞をその株の大小に応じて施す。この茶の樹も、四〇年たったものでなければ茶臼《ちゃうす》にかからないといい、挽茶《ひきちゃ》にできない。四〇年たっていない株から摘んだ茶は、煎茶《せんちゃ》に製するとのこと。四〇年以上を経た株から摘んだものは、挽茶になる。この株に施す人糞は、上京の人糞でないと糞中に悪気《あっき》があって不都合だという。京都の一条や二条あたりの人糞を、一荷銀五分ほどの高値で求めて施すとのことだ。煎茶には、下京といって三条通りから六条あたり、あるいは伏見あたりの人糞を買ってきて施すらしい。このような道理を見れば、人糞も一様には考えられない。海辺で魚肉を多く食べる地域と、山中でたまにしか魚を食べない地域の人糞とでは、使うにも取捨選択が必要だ。美食する所と粗食する所でも、同一ではない。よく覚えておくとよい。[25]

上等の製茶を臼で挽《ひ》いて粉末にし、主に茶の湯に用いられた「挽茶」には人糞、しかも上京の人糞が不可欠だったというのは、興味深い指摘です。そして、一言で人糞といっても、地域が異なれば食べものにも違いがあり、ウンコも様々だという指摘にも納得させられます。

## 生きることと死ぬこと

もう一つ、重要な記述を引用しておきたいと思います。農書の中で、大蔵永常は「生きること」と「死ぬこと」を次のように説明しています。アインシュタインが提示した方程式、「$E=MC^2$」や、フラーの言う「宇宙船地球号」の中の物質循環とも遠からず、関係している考え方です。

天地の間にあって生まれては死んで（枯れるのも死である）ゆくもの、また心情のあるなしを問わずすべてのものは、水と油と塩と土とが結合する以外にはそのからだがつくられることはない。それらが生まれたり育ったりするのも、元気であったり弱ったりしてしまうのも、この四つが足りているか足りないかによるのであり、例外はない。他物に含まれる水・油・塩・土を結合させてわがものにするのを生まれるといい、結合していたわが身の水・油・塩・土が放散して別のものになってしまうのを死ぬという。動物のからだも草木のからだも、火に焼いたあとに残るのは灰である。その灰を水にとかして灰汁《あく》とし、煮つめて水気を去ると塩となる。また灰汁を漉《こ》したあとの垂れ粕を焼くと土ばかりになる。だから焼け残ったものは、土と塩である。また火に燃えるのは油である。水は燃える間に湯気となって消えていく。このほかには何もなく、ただこの四つのものが結合してあらゆるからだとなるのである。[26]

そして、これらを結び付けて和合させるのは「太陽」の力であると説明します。大蔵永常は江戸時代に生きた人物ですが、生きものが生きるために必要な基本的な四つの元素として、「水」、「油」、「塩」、「土」を明示していました。蘭学《らんがく》の知識を身につけていたこともあって、同書中には「ホスホリユス（リン）」、焔硝《えんしよう》を焚《たき》つめたる「塩（カリウム）」、「礵砂《ろしや》（塩化アンモニウム）」などの記述もあります。[27] つまり、大蔵永常はすでに、窒素、リン、カリウムの知識を持っていたうえで、人糞の効用を詳細に伝えていたということになるわけです。ということは、人糞尿を肥料として有効活用せよ、というメッセージは、江戸時代の古くて科学的根拠のないものというよりは、むしろ、十分に科学的で、かつ、「天地の化育」という非常に広い視野に立った物質循環論であったともいえるのです。

## ウンコを肥料にする技術――宮崎安貞の『農業全書』

それなのに、現代を生きる私たちは、ウンコがどのように肥料になるかを、じつのところ、ほとんど知りません。そこで、もう少し近世の農書から学んでいきましょう。元禄一〇（一六九七）年に出版され、技術書、指導書として広く読まれた『農業全書』をひもといてみます。

作者の宮崎安貞《みやざきやすさだ》には四〇年にわたる農業体験があり、それに加えて、各地を歩き、優れた農業技術を持つ百姓《ひやくしよう》たちから経験や知識を教わり、それを同書にまとめました。『農業全書』「巻の一、第六」のタイトルは「糞」と書いて「こえ」と読ませています。

つまり、肥料についての技術指南ということになり、その文章はこんなふうに始まるのです。

田畠《でんぱた》に良薄《りょうはく》あり。土に、肥磽《ひこう》あり。薄くやせたる地に、糞《こえ》を用るハ、農事《のうじ》の、急務なり。薄田《はくでん》を変じて、良田《りょうでん》となし、瘠地《せきち》を、肥地《こえち》となす事ハ、これ糞のちからやしなひにあらざればあたハず。

現代語訳すると、田畑には良し悪しがあり、また作土にも肥えたものと瘠《や》せたものとがあるので、浅くて瘠せた作土に肥料を施すことは、農業を営むうえでの急務である。作土の浅い田を良田とし、瘠せた土地を肥えた土地にすることは、肥料の力に頼らなければできないことである、という意味になります。

続けて、その時代背景の詳細も次のように書かれています。[28]

昔は人口も少なく、田畑も余るくらいであったから、年毎に土地を換え、二、三年休閑地とすることができたので、多少は施肥《せひ》を怠《なま》けてもよかった。しかし、近頃は人口も増え、食糧の消費も非常に増えてきたために、それはできなくなった。それだけではなく、一年中休みなく作付けするようになっても来た。そのため地力の消耗が著しく、作物を生育させる力が弱まっている。だから肥料を十分に施し、常に地力を助けるようにしなければならない。そこで農家は計画的に肥料をたくわえることに心掛けることが大事である。藁や塵芥《ちりあくた》、糠《ぬか》や籾《もみ》がら、枯草などおよそ肥料となりそうなあらゆるものを取集め、毎日家畜小屋に敷いて、牛や馬に踏ませ、ほどよくたまったら肥料小屋に移しておくようにしなければならない。肥料小屋がなければ、肥料をたくさんたくわえることができないものであるから、農民たるものその分限に応じて肥料小屋を建てておくべきである。

肥料として屎尿《しにょう》のほかに、様々なものが含まれていることも重要で、このように蓄えられたあらゆるものが「腐熟」することで、肥料になっていたのです。寒い時期など腐熟に時間がかかる時や、腐りにくいものを入れたときには、植物の韮《にら》を一握り揉《も》んで入れると良いとか、戸外に置く肥桶《こえおけ》は南向きの場所において、桶の内側まで日が差し込むようにすることなど、具体的なアドバイスも随所に書かれていて、興味は尽きません。

そして宮崎安貞に言わせれば、「糞」の配合や施肥の方法は、次の文章に書かれているように、「薬の調合」にたとえられるものでもありました。

又糞も薬剤と同し心得にて、一色バかりハきかぬ物なり色々取合せよく熟して用《もちい》る事、是肝要《かんよう》なり。糞にかぎりて新しきハよくきかず。ねさせくさらかし熟する加減をよく覚えて、熟したる時用れバ、其《その》しるし多し。

現代語訳すると、「肥料も、医者が薬剤を使うときと同じ気持ちで施す。一種類だけでは効きめがないので、いろいろ取り合わせてよく熟してから使用することが大事である。また、肥料に限って、新しいものはよく効かないものである。熟し加減をよく覚えておき、ねかせて腐熟したときに使用すれば、効果が大きい」という内容です。

また、次のような説明もあります。

又田畠に糞を入る事、喩《たと》へバ和をあゆるがごとし。それぞれの、あへしほと、よく思ひあハざれバ味《あじわ》ひ調《ととの》ハぬものなり。

「田畑に肥料を入れることは、たとえば和え物をあえるようなもので、材料がそれぞれの調味料とうまく調和しないと、味わいのよいものはできない」とは、何とも軽妙で巧妙な説明だと思いませんか。

## 自分に連なる世界から

このような江戸時代の肥料の世界は、その後、近代には農業試験場等によって科学的な知見と技術が加えられ、資源に乏しい戦中戦後はその価値が再評価され、下肥の利用は高度経済成長期頃まで続くことになりました。

ということは、現在でもその経験や糞壌が織りなす世界を直接聞くことができるはずです。講義でそんな話をしてみると、これを聞いた学生たちが、さっそく祖父母に下肥

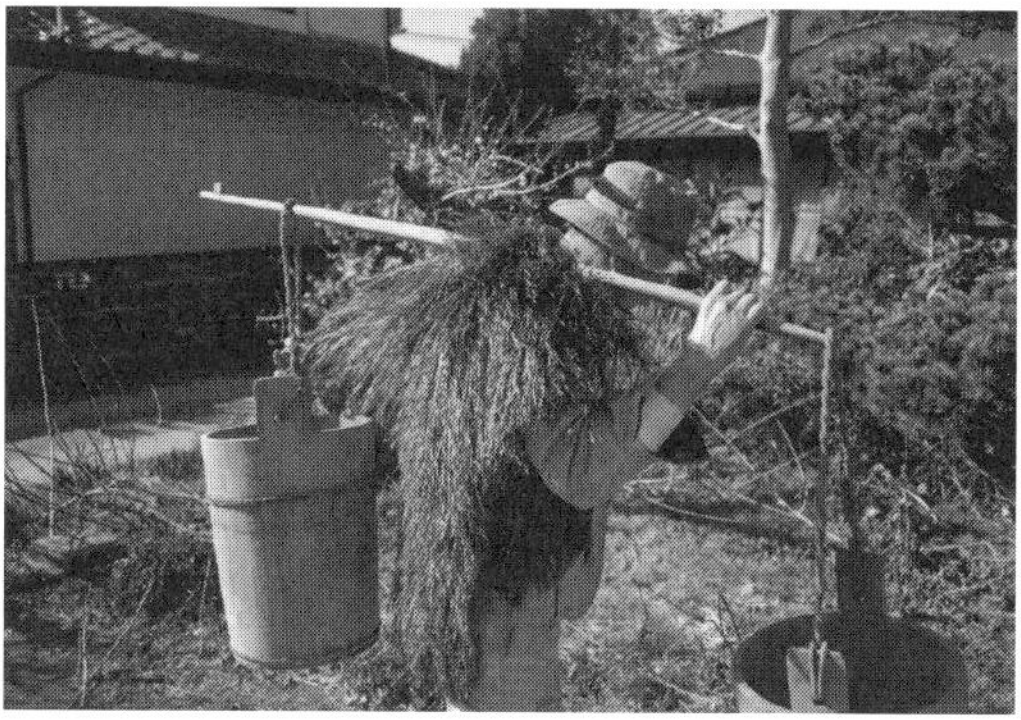

図4-2　大切に保存しておいた肥桶を担いで見せてくれる

を使った経験について聞き取り調査を実施しました。すると、驚くほど豊富な経験談が集まったのです。祖父から話を聞き、当時の道具に実際に触れることができた学生もいます（図4－2）。こうした記憶と記録が忘却され、消えてしまう前に、私たちは貴重な過去の経験に学ばなければならないと痛感します。

学生たちが足元の土に重ねられてきた営為《えいい》の中に、自分に連なる「環」の世界を見出したことはとても重要です。なぜなら、他人事の環境論や借り物のSDGs論ではない新しい議論が、彼ら自身の経験と言葉で展開し始めたからです。これは、「天地の化育を助ける糞壌の世界」を知る意義を、あらためて実感することができた出来事でした。

さて次の章では、二一世紀の下水処理や汚泥リサイクルの最先端の現場を取材します。現代社会において「天地の化育を助ける糞壌」が再評価され始めている状況について考えていきましょう。

# 第五章　「食べること」と「出すこと」はつながっている？

## 下水処理のその先は？

あなたは、今朝トイレで流したウンコが一体どこへ行くのか、真剣に考えたことがありますか？

おそらく、そんな機会はほとんどないのではないでしょうか。私はそのことを次のように説明したことがあります。

現在、もはやウンコは汚物とさえ意識される間もなく一瞬で水に流され、次の瞬間には目の前から見えなくなり、その存在はまるでなかったかのように、忘れさられてしまう。

「それならば」と、この章では、あえてそこに目を凝らしてみたいと思います。

現在の日本では、トイレで水に流された後、多くのウンコは下水道を通ってまず浄化センター（下水処理場）へたどり着きます。浄化センターでは固形物を沈殿させた後、空気を大量に送り込む水槽で、空気によって活発に活動する「好気性バクテリア」の作用で汚水を分解し、浄水して川や海へ流します。これは「活性汚泥法《かっせいおでいほう》」と呼ばれる水処理の技術で、広く普及しています。水はこのように浄化されるのですが、沈殿した固形物はどうなるのでしょうか。この固形物は「下水汚泥《げすいおでい》」と呼ばれます。

国土交通省の資料によれば、平成二七（二〇一五）年度時点では、下水汚泥のすべての量の内、三一％が燃やされて灰になった後に埋め立てられ、約六八％が有効利用されています。[29] 有効利用の内訳をみると、建材利用（セメント化）二六％、セメント化以外の建材利用一八％、そして緑農地利用一五％と続きます。有効利用されているといっても、要するに、ウンコの多くはコンクリートやそのほかの建材に閉じ込められていることになるわけです。つまり、前章で見たような循環の世界は、現代社会では成り立っていないことがわかります。

## 二一世紀の下肥利用は可能か？

かつての「下肥《しもごえ》」のように下水汚泥を利活用することができれば、循環させるような利用は可能かもしれません。とはいえ、「下肥」の利用は過去の歴史に過ぎないと見る向きもあります。しかし、前章で紹介したように、下水汚泥を肥料に変えて土壌に還元する取り組みは、現在、特に欧州各国で重要な政策として進められています。

それでは、日本ではどうでしょうか。図5－1は二〇一九年度における「産業廃棄物の種類別排出量（重さ）の割合」を示したものです。全体に占める汚泥の割合が四四％と非常に高いことがわかります。産業廃棄物のリサイクルといえば、紙や繊維、プラスチックや木くずなどが思い浮かぶと思いますが、意外にもその多くを占める「汚泥」を真っ先に思い浮かべる人はほとんどいないのが現状です。逆に言えば、「汚泥」の利活用について考えたり、その仕組みを創り出していくことは、まだまだ多くの可能性が秘められているのです。

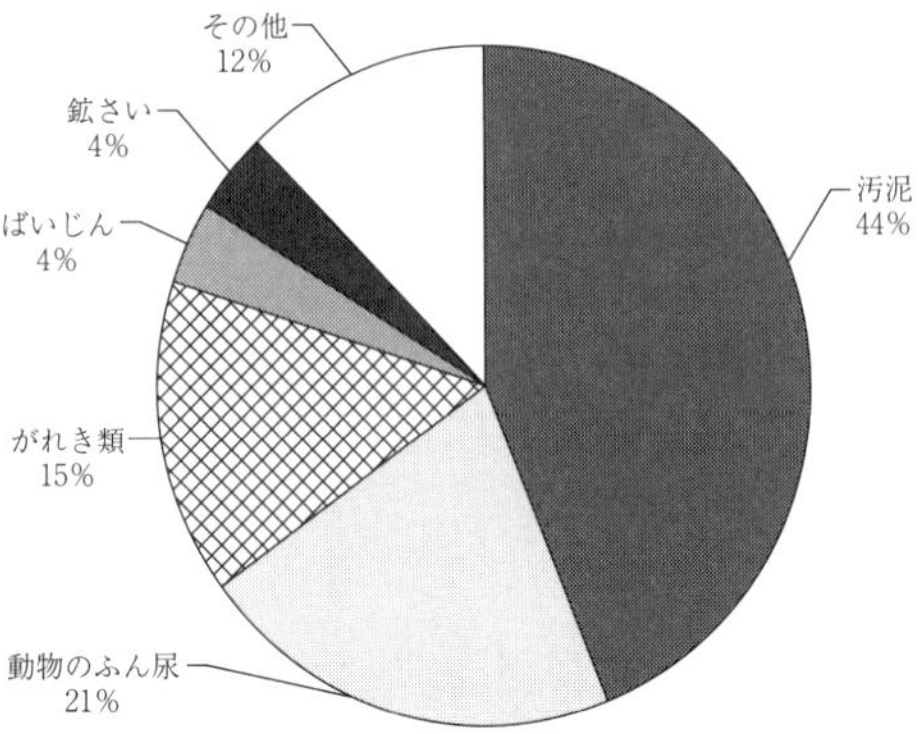


図 5-1　産業廃棄物の種類別排出量（2019 年度実績）
出典：環境省『令和２年度事業　産業廃棄物排出・処理状況調査報告書　令和元年度速報値（概要版）』により作成。

## 「食べること」と「出すこと」

下水汚泥の利活用について考えたり、アイデアを生み出していくためには、私たち自身が、身近な問題として「食べること」と「出すこと」について考えていく必要があります。

それを可能にする最初の一歩として、最近、小中高校生たちと取り組んでいるワークショップがあります。それは、「食べること」と「出すこと」はどのようにつなげられるのか、絵に描いて、考えてみようという取り組みです。

子どもたちに人気のある「おもしろ消しゴム」を使ったワークショップを紹介しましょう。まず、株式会社イワコーの「うんち消し

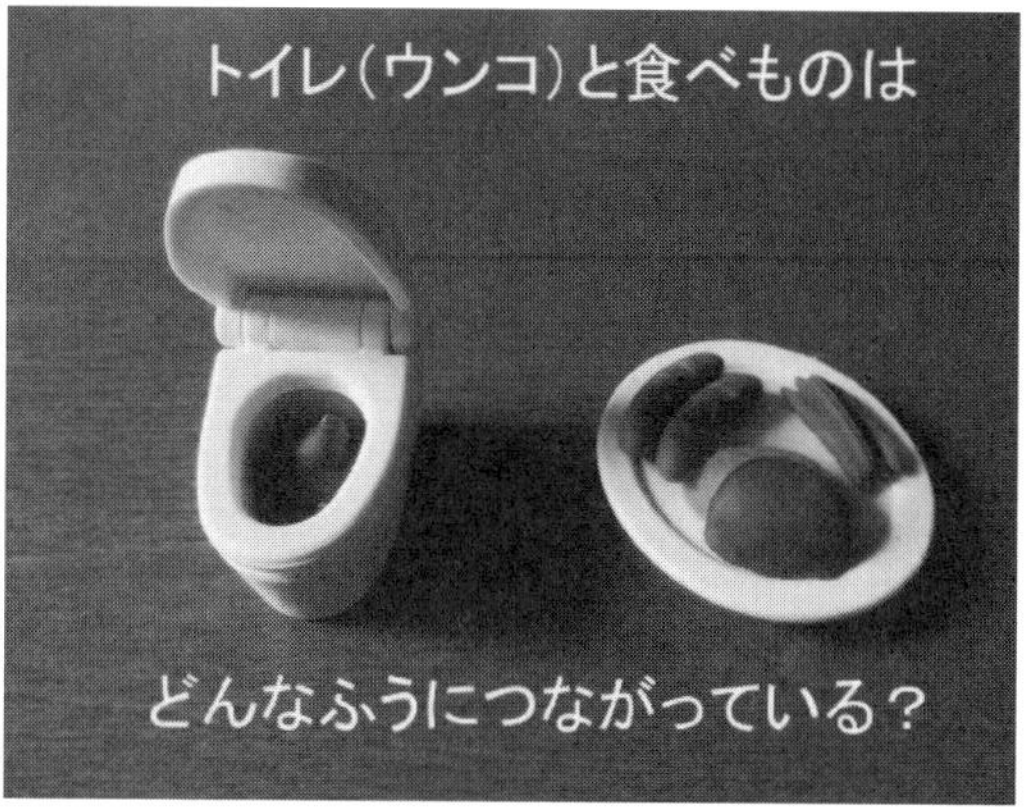
トイレ(ウンコ)と食べものは
どんなふうにつながっている？

図5-2　イワコーの「おもしろ消しゴム」で問いかける

ゴム」と「食べもの消しゴム」（図5－2）を白い画用紙の上に置きます。次に、自由にその間にあるつながりを描いてもらいます。

みなさんもぜひ、頭の中にそのつながりを思い浮かべてみて下さい。

まず多くの人が描くのは、食べものを食べて、それが体を通ってウンコになって排泄《はいせつ》されるという仕組みです。食べものを胃や腸で「消化」するという仕組みは、みなさんもよく知っているようですね（図5－3）。この場合、食べものからウンコへ向かう矢印が描かれることになります。けれども、その逆のつながり、つまり、ウンコから食べものへ矢印を描く人はほとんどいません。「食べること」が「出すこと」につながっているのだとしても、「出すこと」は「食べること」につながってはいない。そう考えるのが現代の日本では当たり前なのだということが垣間《かいま》見えます。

そこで、次に、あえてウンコから食べものへ向かった矢印をどのようにつなげられるのかを考えてもらいます。すると、「そんなこと、できっこないよ」という戸惑いを含んだどよめきで教室は満たされます。それでも考えてみると、いろいろなアイデアが出てきます。図5－4は小学生とのワークショップでの作品です。

この作品では、まずウンコを風で乾かして、その後土に埋め、肥料として使うことが提案されています。それが野菜や果物になり、サラダやドーナツ、ソフトクリームに加工するアイデアなども描きこまれています。

ここまで読んできたあなたはおそらく、いや、でもそれは無理じゃないか、と思っているかもしれません。ところが、最新の浄化と消化の技術を使えば、こうした仕組みは実現する可能性があります。そういう試みがじつは日本の各地で始まっているのです。

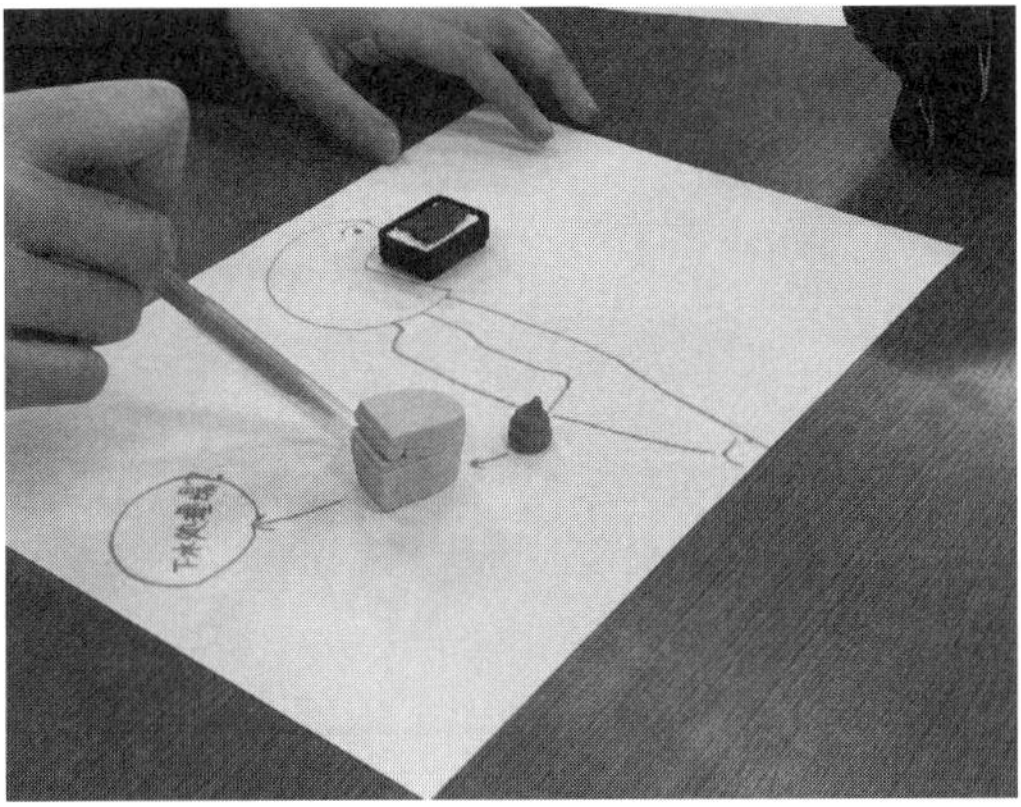

図 5-3　中学生、高校生とのワークショップ

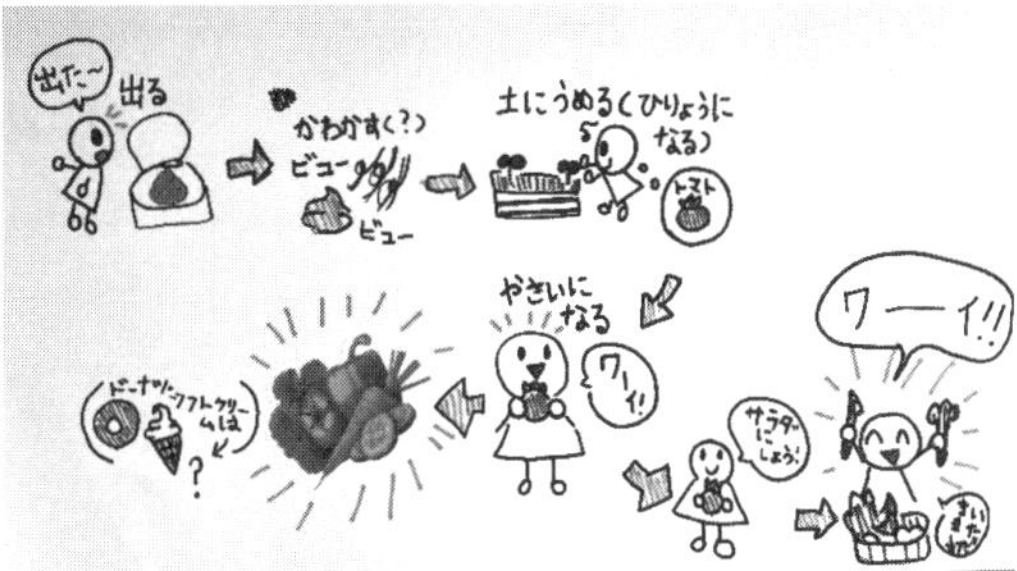
出た〜
出る
かわかす(?)
ビュー
ビュー
土にうめる(ひりょうになる)
トマト
やさいになる
ワーイ!
ドーナツ・ソフトクリームは
?
サラダーにしよう!
ワーイ!!

図 5-4　ウンコと食べものをつなげる小学生とのワークショップ

## 小さなレストランと下水道をつなげる？

下水汚泥の利活用として注目されるユニークな取り組みの一つに、二〇一三年八月から国土交通省が始めた「BISTRO下水道」があります。[30] まず、ネーミングがユニークで、何となく楽しそうな感じがするところがポイントです。

『ウンコはどこから来て、どこへ行くのか』を出版したことがきっかけで、下水道、浄化槽、下水処理場などの業界に関わる人たちと話すことが増えたのですが、行く先々で、ユニークな楽しい人たちに出会っています。最初は偶然だと思っていたのですが、どうやらそれは、「下水汚泥」を「資源」として活用しようと試行錯誤している現場自体が面白くて、活気があるからなのではないか、という気がしてきました。浄化技術や消化技術を持つ二一世紀の職人たちが、廃棄物を資源に変えるアイデアと発明を活発に議論している、そんな現場ならではの魅力が伝わってきます。

BISTRO下水道というネーミングからなんとなく楽しそうな雰囲気が伝わってくるのは、そうした現場から誕生したプロジェクトだからなのだと思わずにはいられません。

このプロジェクトには、「下水処理」や「下水汚泥」という一見私たちの暮らしからは遠いところにあるように見えるものを、身近なものに感じてもらいたいというメッセージが込められています。身近に感じてもらうには、「楽しそう」であることが重要ですよね。

レストランと下水道をつなぐと、人と人とのつながりも活発になり、賑《にぎ》やかで面白い取り組みになると教えてくれたのは、「BISTRO下水道」を発案した加藤裕之さん（現：東京大学下水道システムイノベーション研究室）です。

下水汚泥を電力などのエネルギーとして循環させる方法もありますが、その場合、行政とプラント企業とのコンパクトな関係に限られてしまいます。それに比べて、下水汚泥を農業に活用し、「食」につなげることができると、毎日排泄している私たち一人ひとりと、食べものの生産者、販売者、消費者、料理をする人、メニューを考える人、農場やレストランに足を運ぶ市民、行政、大学研究機関、企業などがつながりつつ、関係を構築していくことになります。そのため関係が複雑になり、労力も時間もかかりますが、多くの人が「食」や「農」に興味を持ち、何より楽しいプロジェクトとして活発に展開するようになります。

## 下水道は資源の宝庫

ところで、BISTROとは小さなレストランを意味しますが、それを下水道とつなげるというのは、一体どういうことなのでしょうか。まずは、国土交通省の説明から見ていきましょう。再生水、汚泥、熱などから成る「下水道資源」は有効利用が可能であり、とりわけ下水汚泥は窒素やリンなどの栄養分を豊富に含むため、汚泥の農業利用、再生水の農業用水利用、ハウス栽培への熱利用など、地域の資源循環に貢献するものであるというのです。下水道は資源の宝庫である、そして下水汚泥は価値のない「廃棄物」ではなく、価値のある「資源」になりうるというのは、言われてみればその通りかもしれません。現代版の下肥利用といったところでしょうか。

実際にこの仕組みを実現している地域もあり、汚泥を農業に循環させて農作物も生産され始めています。BISTRO下水道の取り組みによって生産された農産物のブランドは「じゅんかん育ち」と名づけられました。さらに二〇一五年には下水道法が改正され、発生汚泥の処理にあたって肥料化するなど、「再生利用」されるよう努めることが法制化されています。

では、その再生利用の状況はどのようになっているのでしょうか。下水汚泥の肥料利用を一九八八年〜二〇一九年までの約四半世紀の間でみてみましょう（図5−5）。全体のリサイクル率は上昇している一方で、緑農地利用は全体の一〇〜一五％くらいの横ばいで推移しています。ということは、緑農地利用を通して、レストランと下水道をつなぐ試みは、今後増やしていける余地があるということがわかります。

## BISTRO下水道の実践地域を歩く

水田に青々とした稲が風に揺れる初夏、二〇二一年の七月初旬に私は山形県鶴岡市を訪れていました。「鶴岡致道大学」という歴史ある市民セミナーに招かれて講演をすることになっていたからです。江戸時代の下肥利用の歴史を中心に話すことにしていたので、講演のタイトルは「天地の化育を助ける糞壌《ふんじょう》の世界」としました。

当日は、午後の講演会まで空き時間があり、市役所の地域振興課から「どこか行きたい場所はありますか？」と聞かれ、迷わず「鶴岡浄化センター」をリクエストしました。

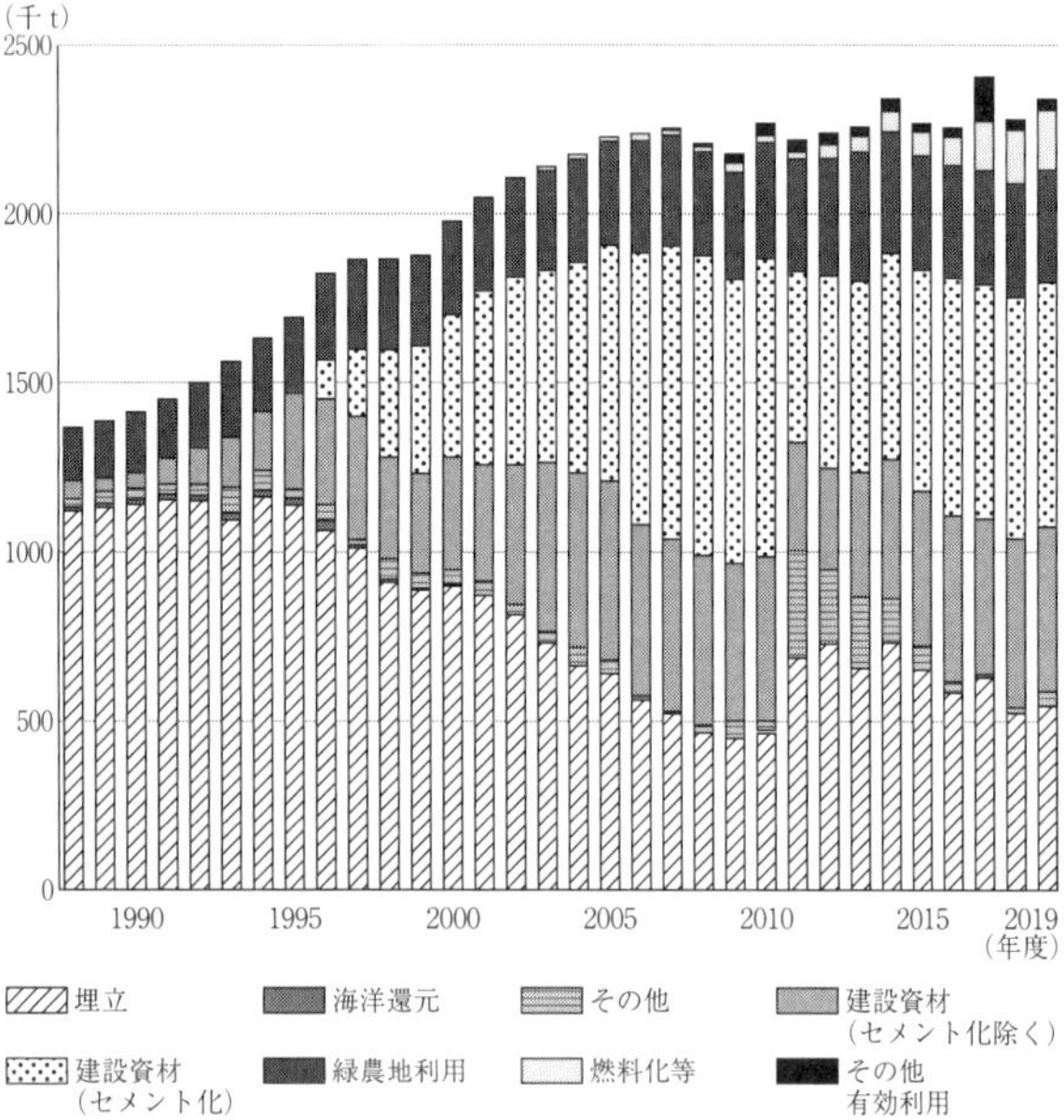


図 5-5　下水汚泥の有効利用状況

出典：国土交通省「下水道における資源・エネルギー利用」に関する資料により作成。

毎年開催されている鶴岡致道大学のゲストから、浄化センターに行きたいと言われたのは初めてだったらしく、市の職員の方々が驚いていました。でも、私にはどうしてもそこに行きたい理由があったのです。

その理由とは、鶴岡浄化センターがBISTRO下水道に取り組んでいる先進事例であったということです。足を運ばずにいられないという気持ち、ここまで読んできたあなたなら、きっと共感してくれますよね。それでは鶴岡浄化センターでの取材についてお話していきましょう。

鶴岡市は、二〇〇五年に一市四町一村が合併し、東北で最も面積が広い市となりました。二〇二二年三月末現在の人口は一二万一三六五人です。市域の約六一%が森林で、約一五%が農用地となっていて、米作を中心とした農業が基幹産業に位置付けられています。

日本有数の「米どころ」であるために、精米した後には大量の「もみ殻」が残ります。鶴岡市ではこれを脱水した汚泥と混ぜて、高温発酵させ、「つるおかコンポスト」という完熟堆肥を生産しています（図5-6）。コンポストが最初に生産されたのが一九八

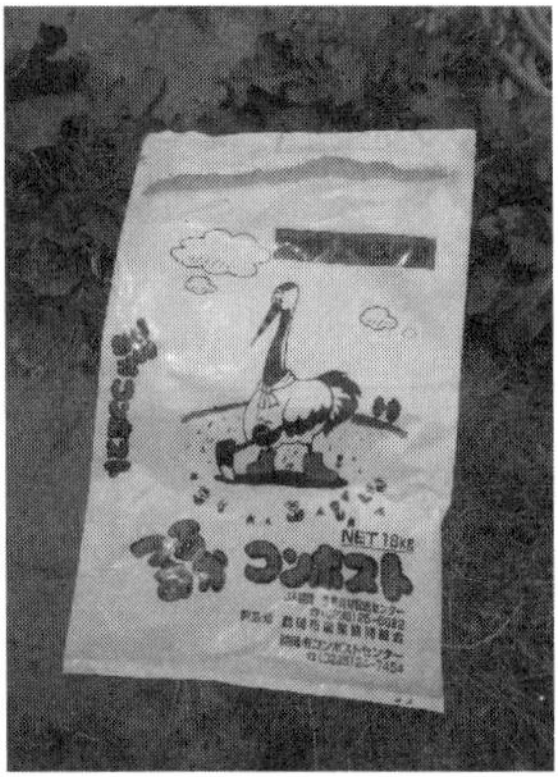


図 5-6　つるおかコンポスト

六年で、それ以後、現在に至るまでの三五年間、利用され続けていることになります。二〇一六年から施設を地元のJA（農業協同組合）に貸し付けて、JA鶴岡が生産・販売・運営を行っているため、市民の信用も厚く、販売も順調に伸びてきました。

　技術的な話になりますが、鶴岡浄化センターに「嫌気《けんき》性《せい》消化処理」施設があることが重要です（図5－7）。嫌気性消化処理とは、空気を嫌うバクテリアによって、じっくり時間をかけて分解する方法です。かつての日本で下肥を作っていたのはこの「嫌気性消化処理」なので、まさに鶴岡浄化センターでは二一世紀型の下肥生産が行われているといえます。

　この事例を見ると、鶴岡市では三五年前から、下水汚泥を資源に変えて緑農地利用してきた実績があったことがわかります。その実績の上に、国土交通省が提唱するBISTRO下水道の取り組みが展開されることになりました。

### 連携が生み出す新しい循環世界

BISTRO下水道は浄化センターだけでは成り立ちません。鶴岡市のBISTRO下水道は、鶴岡市、山形大学農学部、JA鶴岡のほか、(株)日水コン、(株)水ingエンジニアリング、(株)東北サイエンスなど、水再生や施設運転関連の民間企業が参入し、多くの機関と技術と人びとのネットワークによって成り立っています。

具体的な取り組みとしては、つるおかコンポストに加えて、消化タンク内で発生するガスを電力に変えて、その余剰熱を浄化センター敷地内に設置したビニールハウスの加温に使います(図5-8)。このビニールハウスでは、つるおかコンポストで土を作り、春夏キュウリ、ミニトマト、ホウレンソウなど、年間を通じて様々な野菜を生産しています。とくに、雪深い冬季のホウレンソウなどは給食の食材として喜ばれているとか。学校給食を通して、子どもたちも「じゅんかん育ち」の野菜が食卓に届く仕組みを学び、環境教育の機会にもなっています。

さらにコンポストは飼料用のトウモロコシの栽培にも使われています。処理水でも飼

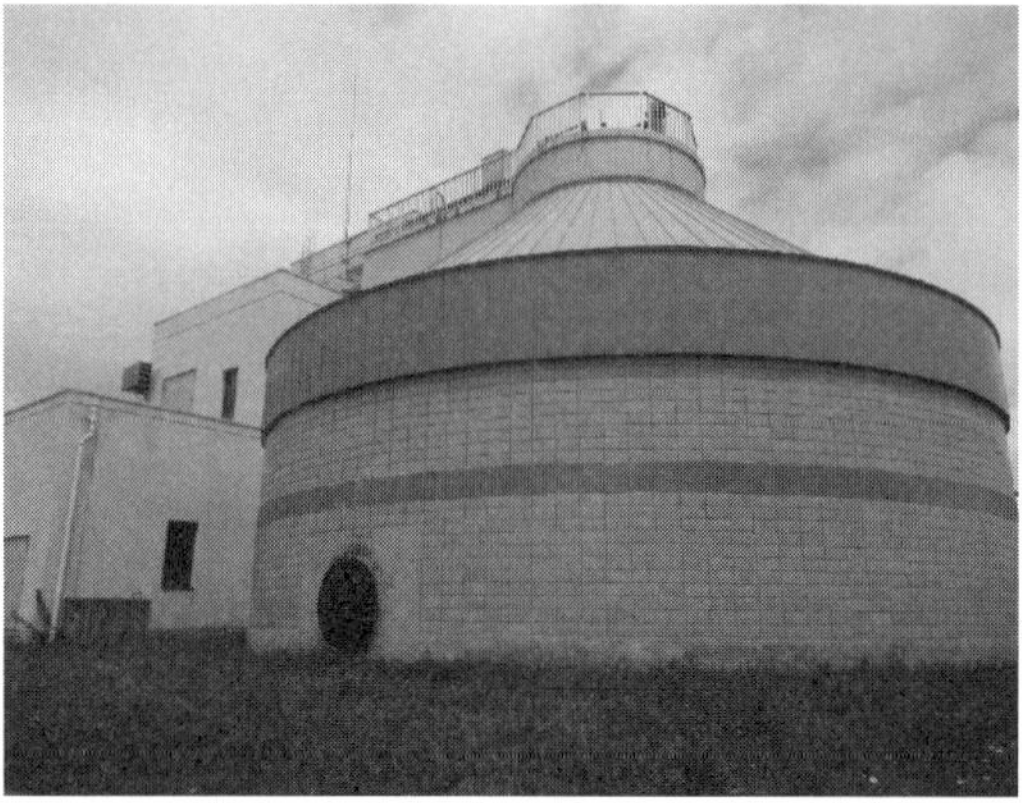

図 5-7　鶴岡浄化センターの嫌気性消化処理施設

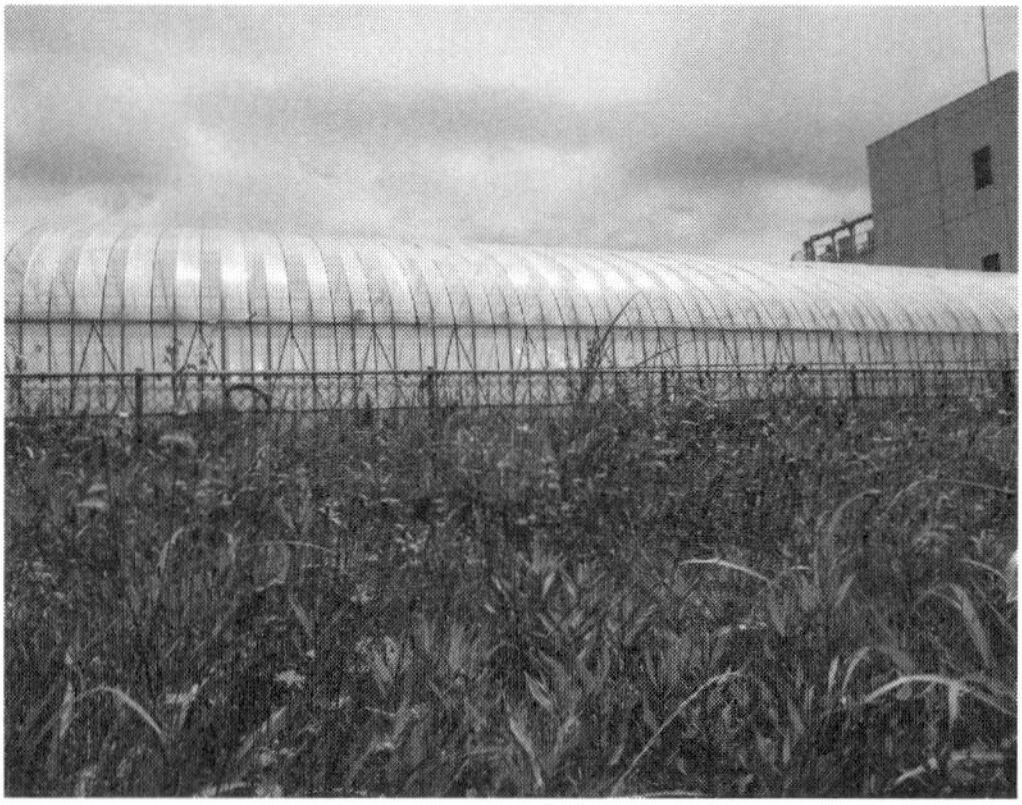

図 5-8　浄化センター敷地内に設置されたビニールハウス

料米を生産し、これらは家畜の飼育を通して、食品に加工されて食卓に戻ってきます。私が鶴岡浄化センターを訪れた時には、その試験栽培が行われていました。試験栽培といえば、なんと、アユの養殖も始まっていました。処理水に含まれているアンモニアの濃度を下げる工夫として、養殖池のとなりでアンモニアを吸収する空心菜やバジル、クレソンなどを水耕栽培していました。技術の組合せの工夫に目が釘《くぎ》付けになったことは、言うまでもありません。食品としての安全性についても、山形大学農学部との連携で、調査研究が進んでいます。

現在は汚泥に含まれている菌をアップサイクル（リサイクルして新しい価値を持つこと）して、ヒラタケというキノコを育てる取り組みも始まっています。さらに、ヒラタケを収穫した後の菌床を使って、オオクワガタの幼虫を育て、地域の子どもたちに親しんでもらおうという挑戦も加わりました。新しい循環世界がアイデアと連携で動き始めていることを感じます。

## ガストロノミーを支える「食べること」と「出すこと」

午前中の見学を終えた私は鶴岡浄化センターに別れを告げ、興奮冷めやらぬまま、午後に開催される講演会場に向かいました。手には浄化センターでもらった「つるおかコンポスト」の空袋を持って。

講演会ではまず、「つるおかコンポスト」の袋を掲げて、鶴岡市民の皆さんと、しばらくコンポストについて話をしました。その中で印象的だったのは、鶴岡市は日本で初めて、ユネスコの「食文化創造都市」に選ばれた「食の都」でもあったということでした。多面的に考える食文化のことを、最近は「ガストロノミー」と言います。そのガストロノミーの中に、「食べること」と「出すこと」、そしてまた「食べること」がしっかりと根付き、ぐるぐると回る「環《わ》」の世界を構築していることに、あらためて気づかされました。

講演会を終えると、長く、つるおかコンポストを利用してきたという一人の男性が私のところまで来てくれました。そしてこんな話をしてくれました。

私は今から三〇年程前に病気になって胃の五分の四を失い、一五年前に胃のすべてをなくしました。そのため、「食べること」と「出すこと」、入口と出口についての勉強をかなりしました。胃を失ったおかげで食に関心を持つようになり、無農薬の野菜を自分で作るようになったのです。その時に「つるおかコンポスト」に随分助けられているんですよ。

非常に印象深いお話でした。食の都で「天地の化育を助ける糞壌の世界」という話ができただけでも嬉《うれ》しかったのですが、この地では実際に今でも「二一世紀型の糞壌の世界」が展開されていたことに、思いがけず目を開かされました。それは「食べること」と「出すこと」を環のようにつなぐことは現代社会においても可能であるというメッセージでもあり、これからの未来を考える大切な鍵のようにも思えたのでした。

そこで次の章では、こうした下水汚泥や動物の糞の資源化について、海外の事例も紹介しながら考えていきたいと思います。

# 第六章　サラブレッドのウンコはどこへ行く？

## 馬糞と畑と食堂と

「学生食堂から社会を変えてみたいんです」

大学で担当している「食と農の環境学」という講義の後、相談があると言って私のところへやってきた学生Aさんは開口一番、そう言って話し始めました。

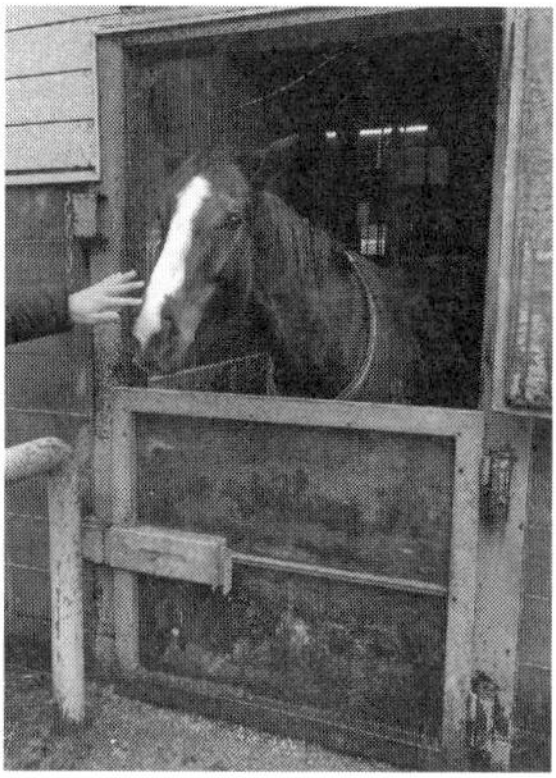

図 6-1　大学馬術部の馬の様子

その話というのは、大学の馬術部の馬糞《ばふん》で野菜を育て、その野菜を食材として学食に戻す「環《わ》」の仕組みを創《つく》れないか、という相談でした。なぜ、馬糞なのか？　私が所属する大学の馬術部では、現在、競走馬を引退した馬を引き取って、一〇頭ほど飼育しています（図6-1）。言われてみれば当たり前のことですが、馬は毎日、食べては馬糞を出します。馬術部がある東京の多摩地域には周辺に農家が多く、これまではその馬糞を肥料として引き取ってくれる農家があったそうです。しかし、昨今の農家や農業の減少に伴い、その引き取り手が少なくなり、馬場に馬糞が残ってしまい、その処理をめぐって頭を悩ませる事態になりました。

馬術部の知り合いからその悩みを聞いたAさんは、かつて日本では下肥《しもごえ》を活用していたことや、糞壌《ふんじょう》についてあれこれと話す私の講義を聞いて、馬糞を肥料として活用することを思いついたそうです。大学で「食」と社会の関わりについての講義を聞いたり、考えたりしているわりには、自分たちが毎日使う学生食堂についてはあまり関心がない、というのはあまりにももったいない、ということにも気づいたと言います。そして、Aさんの頭に浮かんだのは、馬糞と畑と食堂をぐるっと一つの環でつなぐというプロジェクトでした。

調べてみると、多くの大学には馬術部があり、その中でも特に都内の大学の馬術部にとって、「馬糞問題」は共通の悩みであることもわかってきました。放置はできないけれども、処理に十分なお金をかけることもできない。誰かが活用してくれれば……、という切実な呼びかけが各大学の馬術部のホームページから発信されています。

ということは、馬糞と畑と食堂をつなぐことができれば、それは一つの大学の小さな試みというだけでなく、同様の悩みを抱える現場へのヒントになるかもしれません。あまりにも興味深い話だったので、私も一緒にその世界を探訪しながら考えてみることにしました。

### サラブレッドのウンコはどこへ行くのか

年末のイベントの一つに、日本中央競馬会（ＪＲＡ）が主催する華やかなレース、「有馬記念」があります。出走馬の毎日のウンコはどこへ行っているのだろう、などと考えながらこの日のレースを見た人はおそらく私以外にはいなかったと思いますが、馬術部の馬糞問題を聞いたばかりだったので、その問いが頭から離れませんでした。

では、あらためて、サラブレッドのウンコは、いったいどこへ行っているのでしょうか。

その謎を解くために、有馬記念を見届けた翌日、私は三人の学生（Ａさん、馬術部の馬糞係の学生、この取り組みを取材したいという学生）と茨城県にある「つくば牡丹園《ぼたんえん》」に足を運びました。馬糞堆肥についての情報を集めていたところ、その実践者が同園にいるという情報にたどり着いたからです。その人とは、競走馬として育成されているサラブレッドの馬糞を堆肥にして農業利用につなげている関浩一さんです。関さんは土づくりの技に長《た》けた土職人で、「つくば牡丹園」の園長でもあります。最近、これまでの花栽培の実践をもとに博士論文をまとめたばかりで、牡丹や芍薬《しゃくやく》についての論文を多数発表されています。

開花時期を迎える春先まで、冬の間は休園している園の事務所に到着すると、関さんは自家製の温かい芍薬茶を出してくれました。園内の芍薬は無農薬有機栽培であるため、お茶に加工することができるのだそうです。

つくば牡丹園ではすべて自家製の堆肥を用いて土づくりを行っています。藁《わら》、落ち葉、雑草、藻類などをブレンドして発酵させた堆肥は、園の植物を健康に保つためには欠かせないといいます。その関さんが四年前から取り組んでいるのが、茨城県稲敷郡美浦村《みほ》にある、日本中央競馬会の東日本における調教拠点「美浦トレーニング・センター」から出る「馬糞」を堆肥にして農地還元するという仕組みづくりです。

サラブレッドはドーピング検査に備えて医薬品使用料が非常に少ないため、馬糞は質の良い有機物になります。トレーニング・センターには約二〇〇〇頭、またその近隣の育成牧場にも約二〇〇〇頭もの馬が飼育されています。馬牧場にとっては、毎日大量に出る馬糞の処理が課題となり、農家は馬糞を入手してもすぐにはうまく活用することができません。だからといって馬糞を野ざらしにしておくと、地中に成分が大量に流れ込み、水質汚染の原因になる場合もあります。

そうした問題を解決する方法はないかと美浦の馬牧場協議会から相談がありました。そこで、「馬糞」を短期間で堆肥化、活用するサイクルを提案し、茨城大学農学部と、つくば牡丹園の運営主体である株式会社リーフの技術・事業力を融合し、馬糞の堆肥化を実現させました。二〇一九年からは堆肥の商品化、ホームセンターなどでの販売開始、堆肥ハウスの増設、成果・成分分析も実施しています。その肥料には「サラブレッドみほ」という魅力的な名前がつけられ、販売されるまでになっています（図6-2）。

最初の問いであった「サラブレッドのウンコはどこへ行く？」に対する答えとして、

堆肥になって牡丹園の牡丹や芍薬を咲かせる養分になる、そして、作物を作る農地にも還元されている、という事実にたどり着くことができました。

## 土づくり職人の技

園内には約六万株の牡丹と芍薬が植えられ、その規模は日本最大級、あるいは世界最大級ともいえるかもしれません。健康で美しい花を咲かせるには、健康な土壌が欠かせないという考えのもと、関さんは土づくりのノウハウを、三〇年間かけて培ってきました。

藁、落ち葉、雑草、藻類、そして馬糞などをブレンドして発酵させ、微生物の力で分解し、堆肥にしていきます。関さんは、通常は一年程の熟成期間が必要になるところを、酵素の力を活用して分解を早める方法を、「酵素農法」として確立させました。

実際に堆肥をつくっている過程も見せてもらいました。一見すると、静かなひと塊の黒い土に見える熟成中の堆肥の山は、じつは多種多様な微生物たちが賑《にぎ》わいながら生きている世界なのです（図6－3）。「サラブレッドみほ」の最高品質のデータでは、一グ

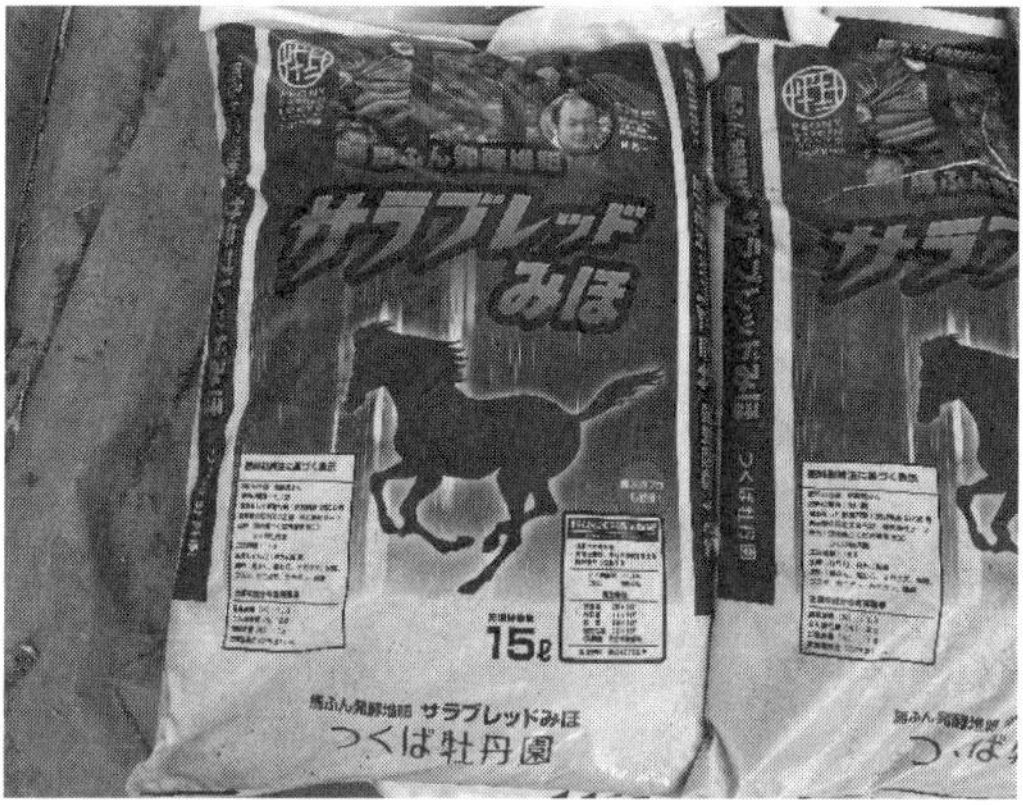


図 6-2 「馬ふん発酵堆肥サラブレッドみほ」

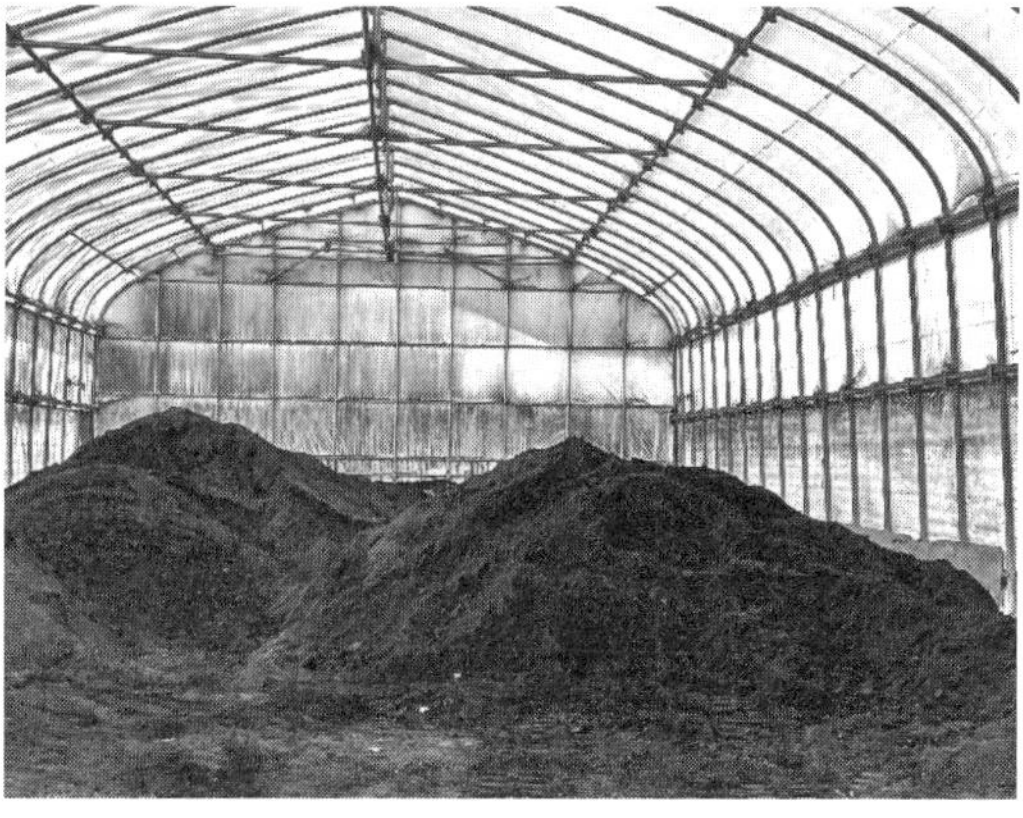

図 6-3 熟成中の馬糞堆肥

ラムの堆肥になんと一二兆の微生物が含まれているそうです。

微生物が元気に活動すると分解も進み、ウンコが土を介して循環する世界が生まれます。では微生物が元気に活動する環境を作るにはどうすれば良いのでしょうか。様々な特性を持つ微生物たちが「共生」できるように、空気が好きな微生物には空気を、空気が嫌いな微生物には空気を与え過ぎないように、紫外線が苦手な微生物には遮光を、活動の補助剤としてマグネシウムなどのミネラルを加え、水の量、風通しにも注意すること。田んぼと畑では活躍する微生物が異なり、また作物によってもブレンドする配合の塩梅《あんばい》を変えなければならない、などなど。

聞いているうちに、土づくりは料理のようだと思えてきました。味噌《みそ》を仕込んだり、漬物を漬けるように、または毎日ぬか床を混ぜるイメージが頭に浮かびます。そういえば、第四章で紹介した江戸時代の農書（農業の技術書）にも、田畑に肥料を入れることをまさに料理にたとえて「和《あ》え物を作るようなもので、材料がそれぞれの調味料とうまく調和しないと、味わいのよいものはできない」という説明がありました。また、生きているものは「水」「油」「塩」「土」が結合したものであるということも江戸時代にはすでに記されていたことも思い出されます。

関さんはこうしたノウハウや実践を共有することを目的に、「土壌改良プラットフォーム」を立ち上げました。これまで、農業に関する「土より上」の技術開発と情報共有は進んできた一方で、「土より下」つまり、土中の環境をいかに理解し、整えるか、という研究や情報共有はあまり進んでいない状況です。土壌改良プラットフォームは、そこを一歩前に進めるための「知」の集積と活用の場でもあります。今回は私も学生たちと一緒にこのプラットフォームを訪れたことで、馬糞と畑と食堂をどのようにつなぐことができるのか、考える機会を得ることができました。

### シアトルの動物園のウンコとごみ箱——自然の隠れた半分

つくば牡丹園で土と食と微生物の世界を探訪している時に、私の頭の中に思い出されていた一冊の本があります。話を聞いている途中、学生のAさんが自分のリュックサックからまさにその一冊を取り出し、関さんも「そうそう、そういう世界を、私はもうずいぶん前から考えていたんだよ」と相づちを打ちました。

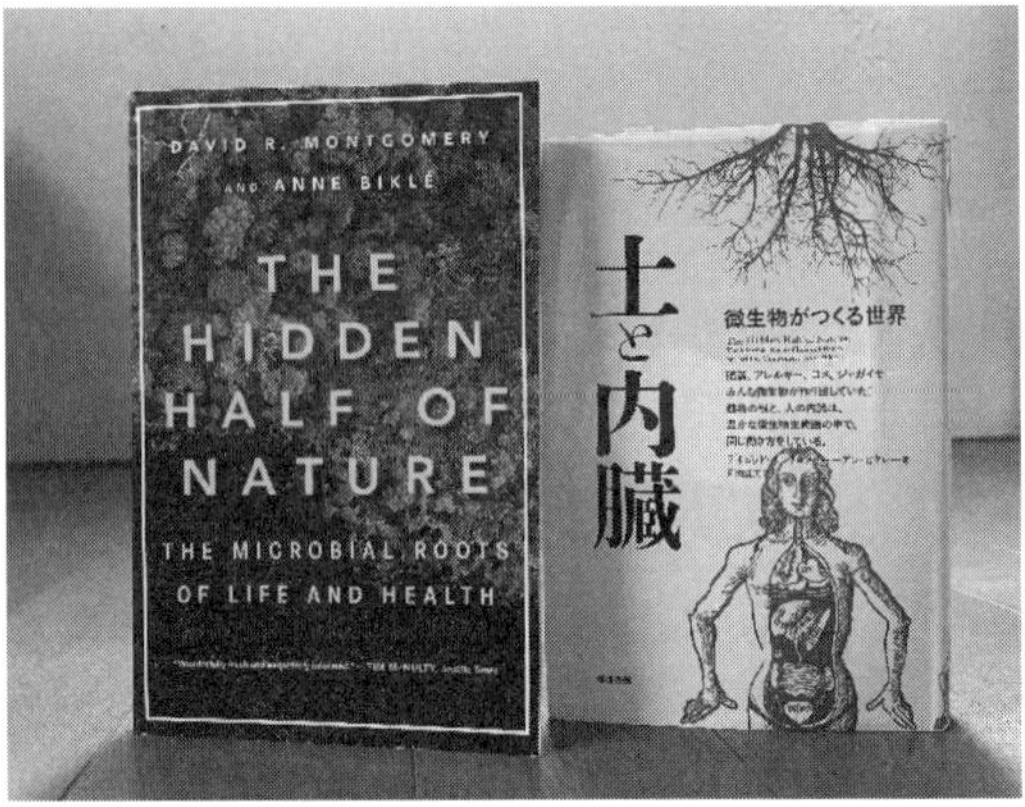


図6-4 『土と内臓』書影

その一冊というのは、デイビッド・モントゴメリー、アン・ビクレーが著した『土と内臓――微生物がつくる世界』（築地書館）です。原書名の“The Hidden Half of Nature: The Microbial Roots of Life and Health”は「自然の隠れた半分」という意味で、それはすなわち「微生物の世界」を意味しています（図6－4）。

これまで私たちは、見えないがゆえに、微生物たちの世界にあまりにも無頓着でありすぎたと、この本は問題提起しています。言われてみれば、本当にその通りです。

シアトルの郊外に荒れ果てた古い家を買ったデイビッドとアンは、土が死んでいた庭を、堆肥と木材チップなどの有機物で再生させていく過程で、微生物たちの働きの凄《すさ》まじさに目を見張ります。アンは微生物たちが元気に活動できるように「土スープ」と呼ばれる、空気にさらして醸造したコンポスト・ティー（堆肥茶）を土壌に加えています。これは先ほど関さんから聞いた発酵のために「酵素」を加える作業とも共通しています。

本の中には次のような記述があります。

> わが家の庭をよみがえらせるのに、五年と少しかかった。現代のめまぐるしい過剰な情報化社会では永遠とも思えるかもしれない。しかし地質学者にとっては、まばたきするより速い。アンと私は、わが家の庭が生物の空白地帯から生命にあふれた場所へと進化するのを見ながら、何よりも一番に、命のないもの――有機物――が新しい命の網《あみ》を生み出すことに感銘を受けた。マルチ、堆肥、木材チップは土壌の生命をはぐくんだ。それが植物、動物、さらには私たちをはぐくんだ。よみがえった庭が動物を呼び寄せるなどとは予想だにしなかった。だが私たちはある日、地下の生命が地上の生命を形作ることを教えられたのだ[31]。

この本では、土の再生が、小さすぎて見えない、多様に存在しながらほとんど知られていない微生物たちの仲介によってなされているということが、豊富な事例で説明されます。しかし、化学肥料が発明されてからというもの、農学が応用化学の専門分野へと発展すると、「土は複雑な生物学的システムである」という視点は失われていきました。同書ではそれを、次のように説明しています。

農学者は土壌を化学、物理学、地質学の所産として見た。収穫量を増やすために土壌生物学が重要だと考える者はほとんどいなかった。そしてその過程で、収穫量が作物の健康と同じ意味になった。ほとんどの研究者は土壌生物を、管理あるいは根絶すべき害虫と考えていた。[32]

その影響もあり、現代の日本でも土や土壌生物に対するこうした考え方が一般的になっているように思えます。私たちは「自然の隠れた半分」の認識をどのように改め、その価値に気づくことができるのでしょうか。その一つの方法は、微生物による分解や発酵によって、私たちの暮らしが支えられているということを実感する機会をもつことだと思います。海外の事例を一つ紹介しましょう。

## シアトルの「Zoo Doo」

『土と内臓』によれば、シアトルにはウッドランドパークという動物園があり、草食動物の糞を堆肥にして「Zoo Doo（動物園のウンコ）」として通信販売していることがわかりました。名前に「ウンコ」とついているところにユーモアがあり、同時にそれは、動物の糞を堆肥化していることを明示して、広くその価値を伝える役割を果たしています（図6－5）。

そこで、シアトルに留学中の息子に頼んで、ウッドランドパークの写真を撮影してもらいました。Zoo Dooは通信販売のため、実物の写真は撮影できなかったのですが、園内を写した一枚の写真から、新たな情報が得られました。それは、園内のごみ箱の写真です（図6－6）。

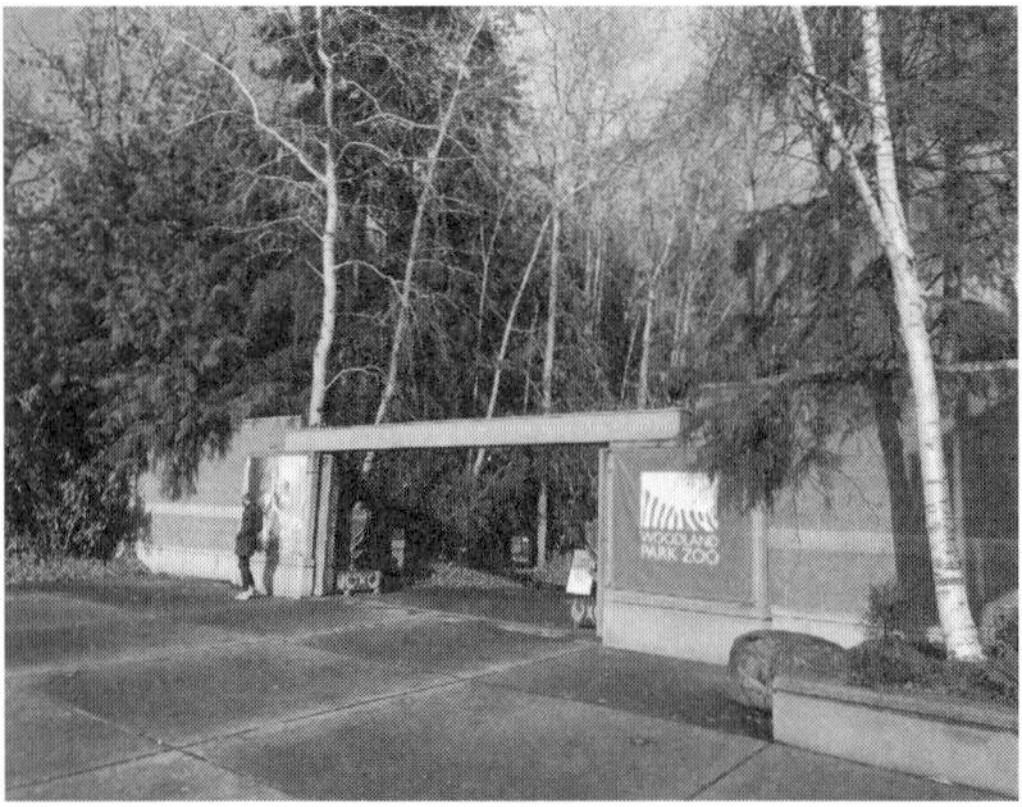


図 6-5　シアトルのウッドランドパーク動物園

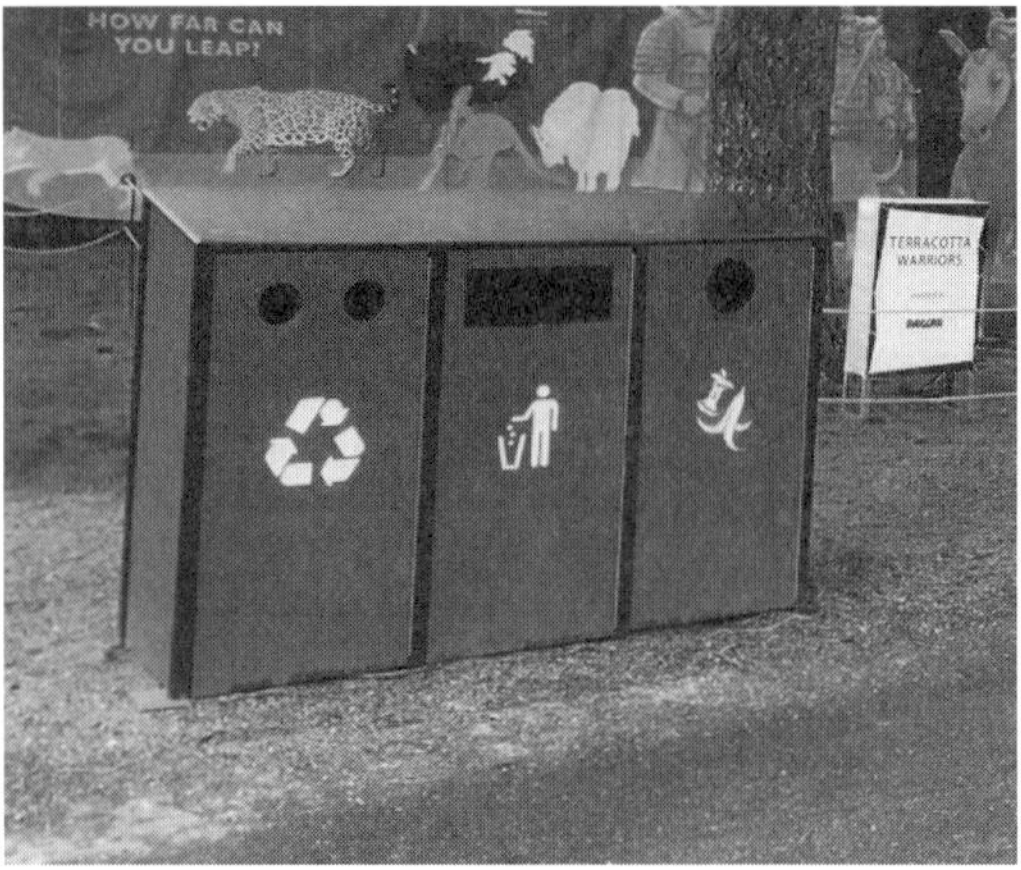


図 6-6　ウッドランドパーク動物園のごみ箱

三つのごみ箱が並び、左に「リサイクル」、中央は「ふつうごみ」、右にはリンゴの芯とバナナの皮が描かれています。右側のごみ箱はおそらくコンポストだと思われます。

なるほど、動物の糞を堆肥にする動物園なら食物残渣《ざんさ》も堆肥にするのだろうとその真偽を確かめてみると、次のような返事が返ってきたのでさらに驚きました。

「動物園だけに設置されているわけではないよ。シアトルでは食物残渣は燃えるゴミに出してはいけないルールがあって、コンポストと明記したボックスに入れることになっているんだ」。その証拠にと、今度はワシントン州立大学のキャンパス内のごみ箱と、コンポストの説明書きの写真が送られてきました（図6－7）。食べものを入れる容器も紙も「土に戻る」素材が使われていることが多く、それらもすべてコンポストになるのだといいます。Food-soiled paperとは、微生物が分解できる「生分解性」の紙という意味です。つまり、現

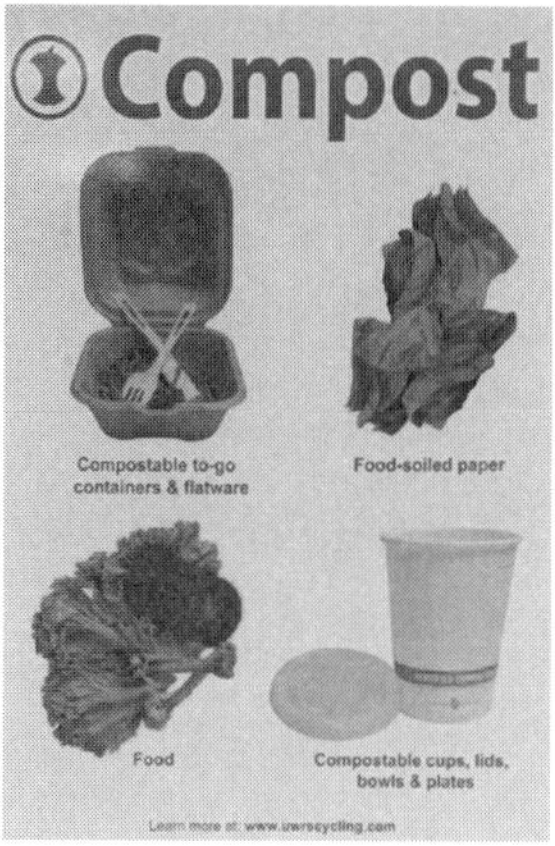


図6-7　シアトルのコンポストについての説明ポスター

在のシアトルでは市全体がコンポストを通して、食べものを作って、食べて、回す仕組みになっているのです。

シアトルでは、一九八〇年代後半からこうした取り組みをスタートさせました。一九八五年頃にごみの埋立地が満杯になったことを契機として、ごみ処理のあり方を抜本的に見直す必要があったからです。そして、時間をかけて現在のコンポストシステムを構築してきました。[33] 三五年間のこうした取り組みがあったからこそ、ウッドランドパーク動物園のZoo Dooの利用や、それに対する市民の理解などが培われてきたように思えます。

動物のウンコも食物残渣も同じ有機物です。それを発酵分解し、堆肥化して緑農地に戻す試みは、このように海外に目を向ければいくつも先行事例があります。また、最近では日本の各地でも同様の取り組みが展開し始めています。

## Loop（環）の取り組み

シアトルの廃棄物処理について調べていくと、どうやら下水《げ》汚《すいお》泥《でい》の資源利用も始まっていることがわかってきました。ワシントン州キング郡にはLoopという名前の企業があり、下水汚泥から「Loop Biosolids」という肥料を生産しています。Loopは「環」と訳すことができ、この本でしばしば取り上げている、物質が循環する「環」の世界、とも共通するものがあります。

Loopで生産されたバイオソリッドは、キング郡の農業や森林育成に用いられています。ワシントン州政府の環境部門にも、バイオソリッドを利用することの有益性は認知されており、現在ではワシントン州内の二つの森林育成プロジェクト、三つの農業プロジェクトに活用されています。

下水処理場から出る下水汚泥をLoopが肥料に変え、それを緑農地に還元して作物や木を育て、それらが食べものとして再び食卓にのぼる、という環の仕組みは、第五章で紹介した日本のBISTRO下水道と非常によく似ています。ワシントン州で特徴的なのは、肥料化のプロセスをLoopという企業との協業で行っている点です。

また、日本のBISTRO下水道と比べて、一歩先に進んでいるのは、City Soil Community Farm Projectという小さな農園の運営が存在していることです。一度は使われなくなった農地にバイオソリッドを還元し、環境教育の場として活用し、ここで生産された食べものには誰もがアクセスできる仕組みを作るなど、モデル事業としての意味を持っています。City Soil という名前の通り、都市の中でも「土」が重要な役割を果たし始めているといえそうです。

### イタリアの環境教育と土の話

土と食と微生物の世界への探訪を通じて、私は学生たちと、食と農を往復の矢印でつなぐだけではない、二一世紀型の「環」の世界の構築は不可能ではないと考えるようになりました。キーワードは「土」です。この本の中のキーワードでいえば、「糞壌」と表現してもよいかもしれません。

「土」が重要であるという認識は、これまでのフィールドワークに加えて、イタリアで環境教育を手掛ける企業 GEN（Genuine Education Network）が立ち上げた国際企業コンソーシアム JINOWA の活動から得ることができました。

JINOWA は「健康な土」を作ることを通して脱炭素や生態系回復に取り組むための

国際的なコンソーシアムで、私自身は先述した拙著がきっかけで講演に招かれ、その活動に出会いました。JINOWAとは、「地の環、知の輪、千の和」の三つの意味を重ねたものであり、ここに「環」という概念が登場しています。あらゆる生態系につながっている人間や地域に根ざす産業のあり方、廃棄をゴールとせず、良い土にしてその土地に還すまでを一つのサイクルとする世界中のビジネスを結びつけていくことを意図して、その名が付けられました。月に一回オンラインで開催されるトークセッションには、食産業、廃棄物のリサイクル業に関わる人びと、多分野の研究者、各国の市民などが様々な国から集い、活発な議論が交わされています。

ちなみに、イタリアでは二〇二〇年の秋から環境教育が義務教育化されるとともに、幼稚園から大学に至るまで、段階ごとの様々な環境教育プログラムが展開し始めています。二〇二一年、GENでは二〇一三年に国連が採択した一二月五日の世界土壌デー（World Soil Day）に、子どもたちと泥団子をつくるワークショップを開催したとのことでした（図6-8）。泥団子を作る楽しみは、国境を越えて、子どもたちには共通のもののようです。

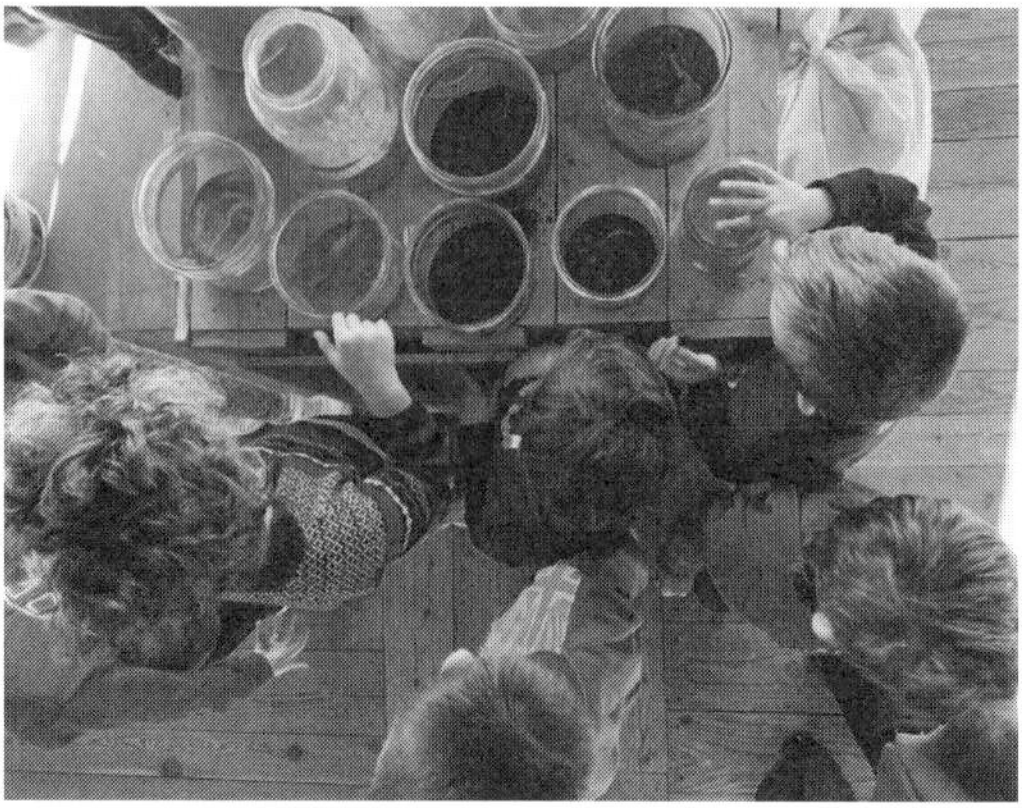

図 6-8　世界土壌デーに開催された泥団子ワークショップ

## イタリアのウンコ祭り

また、スローフード運動発祥の地であるイタリアでは、チーズ祭りと同時に牛のウンコ祭りなるものが開催されていたりもします（図6-9）。それはなぜでしょうか。

そのヒントが、『土と内臓』の次のような記述の中にあります。

ウシは体内の微生物発酵槽に餌を与えるために草を食べる。引き換えにウシは微生物発酵の生成物——と微生物自体——で生きている。人間は草を食べられないが、ウシの体内にある微生物の庭園のおかげで、牛乳を飲みチーズやローストビーフを食べられる。

結論を言えば、生命があるところには必ず微生物がいる――家の中のあらゆる表面から、地球上でもっとも過酷な環境、ウシの四つの胃の中まで。[34]

図6－9のポスターにみえるLetameというイタリア語は、英語でManure（ウンコ、肥料）という意味です。Manureには、もともと「手」という意味があり、「手で肥料をまく」という意味に転じて「肥料」を意味するようになりました。その肥料とは「ウンコ」のことです。「糞」という漢字が、「両手で肥料をまく」という語源を持っていることと共通しています。

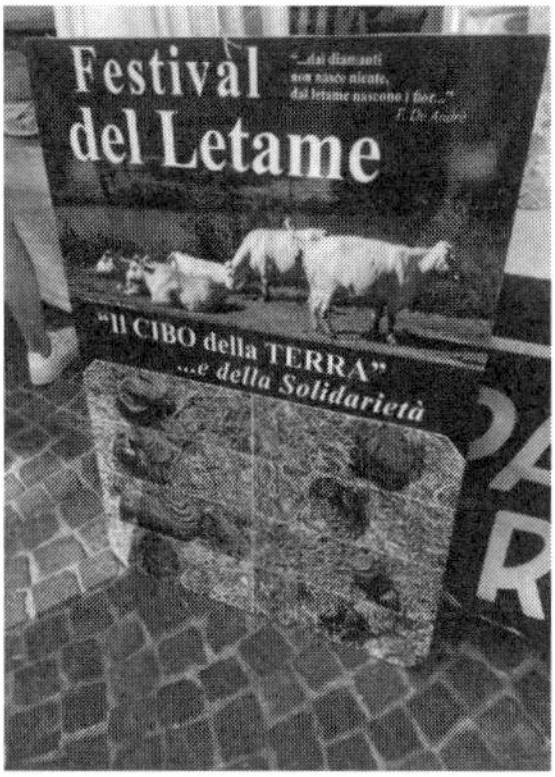

図6-9　イタリアの牛のウンコ祭り

このポスターを見ると、美味《おい》しいチーズには、牧草を育む肥料が欠かせないもので、それは牛のウンコであり、それが牧草の養分になるには、土中の微生物たちの賑わいと働きが欠かせないものであるというメッセージが伝わってきます。これからは、土と食と微生物をそんなふうにつなげて認識できる感性が重要になってくるように思います。

日本では文部科学省によって「食育」が導入され、二〇〇五年から「栄養教諭」が配置されるようになって「食」に関する教育が定着してきたとはいっても、「食」と「農」と「土」を「環」でつなぐような発想と実践はそれほど多いとはいえません。ということは、アイデアを出し合って、これから取り組んでいけることがまだまだあるということでもあります。

学生たちが取り組もうとしている、馬糞と畑と食堂をつなぐプロジェクトはまさに、微生物による分解や発酵によって私たちの暮らしが支えられているということを実感する絶好の機会になるのではないかと期待しています。だからこそ、その試みから、今後ますます目が離せません。

# Ⅳ　ウンコと生きる

# 第七章　健康で文化的な生活に必要なものとは？

## 南極のフィールドワークで常々思っていたこと

私が『ウンコはどこから来て、どこへ行くのか』という本を出版した時、南極でのフィールドワークの経験がある地理学者の知人から次のような感想が届きました。

生きていく中で大切なものは「衣・食・住」であると言われているけれど、私はそこに「便」を加えるべきだと、ずっと考えていました。南極での暮らしについて、最近は「食事」がしばしば話題になるけれど、じつはトイレ事情については、あまり知られていないですよね。

南極観測の滞在期間中、極限状態の中では、食べて、寝て、そしてウンコをすることがとても大切だと、つくづく感じました。どこでするか、したあとどうするかは、毎日の大問題です。だから、日々生きるためには「衣・食・住」に加えて、「便」を真剣に考えないわけにはいかないと思っていたんです。

現在、南極での屎尿《しにょう》を含めた廃棄物処理は、「南極地域の環境の保護に関する法律」の第一六条によって、厳しく規制されています。[35] それによると、基本的に南極では廃棄物を燃やしたり、埋めたり、流したりということを禁じており、人間の排泄物《はいせつぶつ》も、この廃棄物に含まれているのです。

ところが、長期の観測が続くことが多い南極では、排泄物のすべてを規制することはできないのが現実で、除外規定が設けられています。たとえば基地では固形状の沈殿がなくなるように処理して海に流すことや、野外調査で陸上や海に向かって排泄することは可能です。とはいえ、できる限り基地に持ち帰ることが推奨されているそうです。

もう少し詳しく説明すると、陸上の露岩域では排泄をしない、陸や海氷の割れ目から海へ流すことは可能、海氷や氷床の上では小便はしてもよいが、大便はしてはいけない、などのルールがあるといいます。いずれも、もともと人間がいなかった南極において、人間が与える影響をできる限り小さくするためのルールだといえるでしょう。

日本の南極基地である昭和基地にある七〇棟ほどの建物のうち、水洗トイレがあるのは二か所のみです。ここでは膜分離《まくぶんり》活性汚泥方式《かっせいおでいほうしき》（バクテリアによって汚水を浄化する）の汚水処理施設で浄化された水が、海洋へ流されるという循環が成り立っています。しかし、それ以外の場所や野外調査に出かける時などは、ペールトイレ（バケツのような缶にゴミ袋を二重にして入れ、排泄物を集める）や携帯用トイレを持参して使い、後で処理場へ持っていくなどの工夫が必要になります。そして、持ち帰った排泄物は、生ごみ処理機で乾燥させてから焼却処分することになっています。

## 健康で文化的な生活とは

もし、私たちがこれから南極に行く予定がなかったとしても、こうした状況を実際に想像してみることはとても重要だと思います。どこにでも水洗トイレがあり、それほどの苦労を伴わずに安心して排泄できるということが、いかに恵まれた状況であるかということを、私たちはつい忘れがちだからです。

健康で文化的な生活に必要なもの、それは「衣・食・住」に「便」を足した、「衣・

食・住・便」であるのだと、私は考えています。そんなふうにもっと多くの人が当たり前のように考える社会へと、私たちは一歩を踏み出していかなければなりません。なぜなら、これから確実に到来する大介護時代を見据えた時に、そこでは避けて通れない「便」についての議論があまりにも少ないと思うからです。そして、「衣食住」に「便」を足す発想は、介護に限ったことではなく、私たちの日常生活においても大切です。「健康で文化的な生活に必要なものは何だろう」という問いは、何気なくそれを実現できている日々の中では考えることはありません。しかし、私たちはちょっとしたきっかけで、「健康で文化的な生活」を送ることが難しくなる、という事態に直面することもあるのです。

例えば、災害に見舞われた時、あるいは何らかの事情で身体が自由に動かせなくなった時などです。そこで、本章では「健康で文化的な生活に必要なもの」について、災害と介護という現場から考えていくことにしましょう。

## 災害とトイレ

私たちは常に大きな自然災害の脅威にさらされています。これまでを振り返ってみても、一九九五年の阪神・淡路大震災、二〇〇四年の新潟中越地震、二〇一一年の東日本大震災など、大きな地震災害が起きていることからも、それを実感している人も少なくないのではないでしょうか。

ひとたびこうした大災害が起こると、多くの場合、電気やガスや水道、そしてトイレが使えなくなります。食料や物資の供給、給水、避難所など、メディアから伝えられる情報から、その都度、私たちは災害時に必要なものや気をつけなければならないことなどを考える機会を得ています。しかし、災害時に一番困ることとして、「トイレが使えない」状況について考えることは、意外なほどに少ないのではないでしょうか。防災訓練で地震体験車に乗ってみることはあっても、災害用トイレを組み立てたり、水が流れない場合の対処について話し合ったりする機会はあまりありません。

阪神・淡路大震災の時、神戸では六甲山の南側の都市地域はほぼ一〇〇%が水洗化されたトイレであったため、水道が使えなくなると同時に、トイレも使えなくなりました。[36]十分な数の仮設トイレが設置されるには、二週間以上の日数がかかったといいます。

その間、倒壊を免れた住宅では、便器に新聞紙などを敷いて用を足して、そのままくるんでゴミ袋に入れて保管していました。避難所では収容人数をはるかに超える被災者が殺到したため、トイレには汚物が堆積するような状況だったといいます。とくに高齢者や身体にハンディキャップがある人など、日常生活の中でもトイレに工夫が必要な人たちにとっては、災害時のトイレの困難が健康被害に直結しやすい状況となりました。

日本トイレ協会が被災者を対象に実施した調査があります[37]。それによれば、被災直後は「水を確保し、水洗トイレを利用」した人が多かった一方で、「水洗トイレが便で山盛り」といった状況を体験した人も多かったことがわかります。こうした状況は災害時のトイレパニックとして認識されるようになりました。

### 「もしもの時」に備える

神戸の場合、風水害への防災対策をしていたため、地震への備えが乏しく、水洗トイレが使えなくなることが想定されていなかったのです。そのため、当時はまだ、災害時のトイレ対策も不十分な状況でした。

神戸市内の仮設トイレの数は、震災が起こった翌日にわずか七九基、民間会社やレンタル会社などからの借り入れで約二週間後には二三八一基となりました。それでも被災者の人数が多すぎて、トイレは十分に行き渡らず、市民の不満が解消するにはさらに時間がかかりました。

トイレの整備は衛生技術の一つです。衛生は「生きる」を「衛《まも》る」と書くことからもわかるように、普段何気なく使っているトイレは実は私たちが生きるために不可欠な排泄を受け止める重要なインフラストラクチャーにほかなりません。

トイレや下水道の整備が進んでいる今日の日本では、排泄物が適切に処理されない状況になることはほとんどなく、そのために、「もしもの時」について考える機会が極端に少なくなっているともいえます。しかし、この阪神・淡路大震災以降、いくつかの取り組みが始まり、それがその後の災害対策に活用された事例があります。

その一つが「マンホールトイレ」です。自宅のトイレが壊れ、水道が止まってしまったとしても、地中の下水管の破損が少ない場合、マンホールの上に囲いをつけて、トイレを設置し、排泄物を直接下水管へ落とすことができます。これを避難所になる学校や防災公園に設置することを、防災計画に組み込む自治体も増えてきました。

## 災害時に不可欠なモノやコトを知る

災害とトイレについての情報を集めている時にバキュームカーの重要性について教えてくれたのは、日本トイレ研究所理事である加藤篤さんでした。

仮設トイレは付属しているタンクに排泄物を溜《た》める構造になっています。そのため、汲《く》み取って処理しなければなりません。下水道がまだ整備されていない時代には、浄化槽やタンクから屎尿を汲み取るバキュームカーが活躍していました。ところが、神戸市の場合、下水道の普及率がほぼ一〇〇%だったために、汲み取る必要がなくなり、バキュームカーを持つ業者がほとんどなかったのです。神戸市では、市外から駆けつけたバキュームカーの応援を得て、ようやく屎尿処理の対応をすることができたのでした。

この経験をふまえると、仮設トイレの整備だけでは不十分で、貯留された屎尿をどのように処理するのか、ということも考えておかなければならないことがわかります。

日本トイレ研究所は、「トイレ」を通して社会をより良い方向へ変えていくことをコンセプトに活動しているNPO法人です。「すべての人が安心してトイレを利用でき、共に暮らせる社会づくりを目指す」という活動の中で、大きな柱になっているのが災害に備えた「防災トイレ」に関するモノやコトの情報共有です。

「普段のトイレと同じ」を目指した仮設トイレ、「災害でも介護でも安心してトイレが使える」ことを目指した携帯トイレ、マンホールトイレの整備に力を入れる自治体の紹介、そしてその担い手を交えた勉強会などが開催されています。

こうした勉強会に参加してみると、たくさんの経験と、常識にとらわれないアイデアが求められていることが伝わってきます。私はこうした取り組みの中に、子どもたちや若者の出番も大いにあると感じています。

今年の六月に、『ウン小話《こばなし》――世界一たのしくてまじめでちょっとクサい授業』（ホーム社）という本を出版しました。この本の中では、小学生たちが「サバイバル・ウンコ倶楽部《くらぶ》」という活動を立ち上げ、災害時に子どもが使いやすい、使いたくなるような携帯トイレを発明したり、同居する足の悪いおばあちゃんのための非常用トイレの形を設計したりするという話を書きました。

実際に、そうした活動が始まり、夏休みの自由研究などで取り組んでくれる小中高生が現れるとしたら、どんなに心強いことでしょう。災害用トイレを柔軟な発想とアイデアで発明していくことは、大きな可能性を秘めています。

## 介護の現場で考える

専門家だけでなく、多くの人が、日常生活の中で「衣・食・住・便」について考え、工夫し、話し合えるような社会を目指す。それが少子高齢化社会といわれる未来の一つの処方箋なのではないかと、最近、私はそんなふうに考えるようになりました。そのきっかけは、介護職員として働き始めた旧知の親友の姿から教えられたことや、気づかされたことにあります。

その親友は今から約三〇年前に、体育の教員になるべく大学の体育学部に入学しましたが、スポーツや健康が持つ可能性の大きさに気づき、別の道を考えるようになりました。卒業研究で「健康とは何か」というテーマの研究に取り組んだ後、修士課程に進学し、「社会医学」という学問を修めたそうです。健康と保健医療の連携、学校だけでなく社会に開かれたスポーツと健康との関係などが彼の主な研究テーマでした。

今でこそ「健康」が社会を維持する一つのキーワードとして注目される時代になりましたが、今から約三〇年前といえば、スポーツと社会に関する現在のような認識は薄く、ようやくスポーツが社会や医療と結び付き始めたところでした。

彼は大学院を修了すると、まず病院に付属したスポーツジムでトレーナーとして働き、職員の健康や患者のリハビリテーションなどにおいてスポーツが果たす役割を知ることになりました。次に、その経験を生かして民間のスポーツジム運営企業のマネージメント部門で働きました。子どもから大人までを対象とした教室やイベント、そして職場の「ウェルネス」をサポートするという市場も広がり始めていました。長寿社会への移行を見据え、介護現場の高齢者を対象とした「自立支援型」の新しい介護として試みられている「パワーリハビリテーション」についても積極的に学んだといいます。健康は今や、一つの社会資本でもあるという時代になったともいえそうです。

そうした状況の中で今回の転職を決意したことに、最初は驚きましたが、理由を聞いてみると納得することができました。彼からは次のような答えが返ってきました。

今までは健康な人のさらなる健康維持、体力維持、疾病予防に取り組んできたけれど、今度は、もっといろいろな人たちの日々の健やかな暮らしを支えてみたい。

ちょうど、自分の母親が認知症になり、特別養護老人ホームに入所したことも、彼の背中を押したといいます。離れて暮らしているために直接の介護ができなくても、同じような境遇の人の暮らしを支えることができたらと思い、転職を決めたと話してくれたのです。

彼は介護現場の中でも最も介護の手が必要とされる、認知症や体を自由に動かせない高齢者が多く暮らす特別養護老人ホームを職場に選びました。利用者のほぼ全員はトイレ介助が必要で、オムツが欠かせない人も多い施設です。

働き始めてみると、まさに「衣・食・住・便」をいかに気持ちよく続けていくかに力を注ぐ毎日だといいます。とりわけ「便」は、トイレの声掛けから始まり、トイレ介助と見守り、トレーニングパンツやオムツの着脱交換、そして排泄量の記録など、様々な業務があり、それが一日に何度も繰り返されます。もちろん、入所しているすべての人が排泄をするのだから、その回数や量は想像以上に多いものでした。

ベテランの介護士は手早く、そして利用者に不快感を与えず、体に負担をかけずにオムツを取り替えます。体が小さい人でも、シーツをうまく使ったり、手を入れるタイミングや力のかけ方で魔法のようにオムツを取り替えることができます。働き始めの頃は、その手さばき、体の動きに驚かされることばかりだったそうです。清潔を保つために洗浄したり、乾燥を防ぐために保湿クリームを塗ったり、細やかなケアも欠かせません。

オムツの大きさや形、装着時の一工夫、体位交換の時の注意点、便秘の時の対処など、様々な知恵と工夫と技術が、介護の現場には日々蓄積されています。ひとつを体で覚えることが難しいながらも、できた時の達成感も大きく、何よりも利用者さんがホッと安心した表情をするのが嬉《うれ》しいのだと教えてくれました。認知症の人であっても、排泄ケアに対して「ありがとうね」と声をかけてくれる人も少なくないそうです。普段は曖昧《あいまい》な記憶の中で同じことを何度もする人でも、排泄ケアの時には「ありがとう」と感謝を口にすることに不意に胸を突かれます、という話がとても印象的でした。

## 最後のウンコ

これはまた別の話ですが、「ウンコと社会」をテーマとしたあるセミナーで、五〇代くらいの男性から教えてもらった、印象深いエピソードがあります。それは、次のようなエピソードでした。

最近、高齢の父親を亡くしまして。最後の見取りに立ち会うことができたんですが、父親はとても苦しそうな、不安そうな表情をして、布団に横になっていました。ウンコが出ないと言うんですね。すると、看護師さんが来て、肛門に手袋をした指を入れて、摘便《てきべん》（大便を出すこと）をしてくれたんです。スルッと最後のウンコが出てきました。

父親はホッとした、穏やかな表情になって、そのまま逝きました。ウンコをするって、この世を去る間際まで、本当に大切なことなんだと、しみじみ思った出来事です。

この日のセミナーには、中学生と高校生、大人を含めた様々な世代が集まっていました。参加者は、普段の生活では聞くことがない、こうしたエピソードに耳を傾けていました。その日、このエピソードが参加者に共有されたことで、教室は恥ずかしい、話してはいけない、汚い、と思うよりもむしろ、「ウンコについて今こそ話そう！」という雰囲気で満たされたように感じました。

こうした機会が、いろいろなところで生まれたとしたら、どんな社会になるだろうと考えずにはいられません。介護や医療の現場、そして私たちが日々健やかに生きるための「ウンコ」にまつわる知恵や工夫や技術が、もっと多くの人に話され、そこからまた、新しいアイデアや発明が生まれてくるような気がしています。

### 時代をさきがける「排泄」をめぐる議論

今から一三年前、朝日新聞の夕刊の一面に、「排泄と尊厳」というタイトルの記事が連載されました（全九回）。「排泄」と「尊厳」、この二つを結びつけた時代をさきがける出色《しゅっしょく》の記事を執筆したのは同社記者の高橋美佐子さんです。

高橋さんは『ウンコはどこから来て、どこへ行くのか』が出版されてすぐに注目してくれ、江戸川区子ども未来館の「とことんまじめにうんち学」という子どもセミナーで私が担当する回にも参加してくれるなど、本やイベントを通じて直接知り合うことができました。

高橋さんと出会ったのは、別の拙著『7袋のポテトチップス――食べるを語る、胃袋の戦後史』（晶文社）を通して、昨今の食事情についてのインタビューを受けたのがきっかけでした。話しているうちに、私がウンコの本を書いていることと、高橋さんがかつて「排泄と尊厳」という記事を書いたことがつながり、私はあらためて彼女の記事から多くを学ぶことができたのです。

「排泄と尊厳」の第一回目の記事では、認知症患者を家で介護する場合に重くのしかかる排泄のケアの問題が取り上げられました。記事によれば、ある大手衛生用品メーカーが実施したアンケートをもとに、「介護される側になっても最低限自分でしたいこと」として九割以上が「排泄」と回答していることや、「介護する側になった時に一番大変なこと」として六割弱が「排泄」と回答しています。そうした社会的状況の中で、妻が認知症になったことを告白した俳優を取材し、その介護における排泄ケアや戸惑い、希望までをも含めて、率直に社会に問いかけたこの記事の意義は非常に大きいものでした。この記事は次の言葉で締めくくられています。

（前略）年を重ねたり病気をしたりしてうまくできなくなる時がくる。その切なさをいえずに苦しむ人の「声なき声」に耳を傾けたい。そう思って排泄と向き合う人たちを訪ね歩いた[38]。

高橋さんはこの記事を書いた当時のことを「非常に大きな挑戦だった」と振り返っています。当時は「排泄」を公共のメディアで取り上げることは皆無と言ってよく、間違いなく、高橋さんの記事がそのさきがけとなりました。まだ、介護の現場も家族内に閉じている部分が多く、また、そうすべきだという論調も強かった時代です。新聞社としても、読者から一通でも苦情が届いたら、そこで掲載は打ち切りとすると釘《くぎ》をさされて連載がスタートしたそうです。読者はその重要性に気づき始めていたからでしょう。苦情は一通も届かず、記事は最後まで掲載されました。

読者から寄せられた感想は約二〇〇通にのぼりました。ほとんどが好意的な内容で、「よく書いてくれた。ありがとう」と綴られたものも多かったといいます。当時は今よりずっと「排泄」について話すことがタブーだった時代です。思い切って筆を執り、感想を寄せた人の人数は、日々の暮らしや介護の中で「排泄と尊厳」の問題に悩み、誰かとその悩みを共有できれば気持ちが楽になるのに、と思っていた人がいかに多かったかを想像させるに十分なものでした。

それから一三年の時を経て、現代の社会は「排泄」をどのように受けとめられるようになったのでしょうか。介護に関わる制度や施設が増え、ウンコの問題は家族の中だけに閉じ込められる状態ではなくなってきました。少しずつではありますが、確かな変化が感じられます。

とはいえ、排泄の問題は、未《いま》だに誰もが話せるテーマとはなっていないのが現状です。それゆえに、人知れず、様々な悩みと問題を抱えている人も少なくありません。

排泄は私たちが生きる尊厳につながっている。

高橋さんが記事を通して伝えようとしたメッセージは、現代的な意義を失ってはいません。むしろ、未来に向けて、今こそ考えなければならない重要なテーマなのだといえるでしょう。

# 第八章　「ウンコと生きる」が意味するものとは？

## 拓かれていく「排泄」に関する実践と議論

前章で紹介した高橋さんの記事には、排泄《はいせつ》と向き合うたくさんの人たち、総勢二二人が登場します。介護をめぐる現場を描く漫画家、「笑い」をコンセプトに新しい介護に挑戦する介護士、尿もれの悩みを解決する外来を始めた医師、看護師や市民と共に排泄の勉強会を開く泌尿器科医師、「うんち力」をつける大切さを伝える腸内細菌の研究者、小学生たちにうんちの大切さを教える出前講義をしているNPO法人の所長、排泄用具についての情報発信をしている女性、「病気になってもトイレで排泄したい」という切実な願いに寄り添う医師、障がいと排泄の問題に取り組む障がいのある女性。そして、「ウンコ・シッコを人間観の基本に置く」という理学療法士の三好春樹さんには、『ウンコはどこから来て、どこへ行くのか』を執筆している時に著書を通して、私も大いに影響を受けました。[39]

高橋さんは、排泄に関わる人たちに会って取材する中で、どの人にもユーモアがあり、なんとも魅力的、そして元気な人が多いことに驚いたそうです。「排泄」と向き合うことは、怖くて、厳しくて、汚い世界という先入観からはほど遠く、新しい取り組みをしている現場は多彩なエキスパートが活躍し、とても活気があるものでした。

そのことを、今、私自身もひしひしと実感しているところです。この記事を書いた新聞記者の高橋さんをはじめ、記事に登場する多くの人と出会い、私も今、いくつかの取り組みに関わるようになったからです。

しんどい現実、目をそらしたい問題であることには、実は変わりがないのかもしれません。しかし、それだからこそ、ユーモアを交えて、面白く、しかし真剣に取り組んでいくという方法が編み出されてきたように思えます。そう考えてみると、記事が書かれてから一三年間、それぞれの現場で始まった試行錯誤が今、いくつもの成果を生み出しながら続いているということが実感されます。

「タブー」と言われていた排泄をめぐる様々な問題が、「タブー」を脱却したその先を見つめようとしてきたフロントランナーの活躍によって拓《ひら》かれ、少しずつ、公の場でも話す機会が増えてきました。私自身、ウンコと社会に関する様々なセミナーに招かれたり、執筆の依頼を受けたり、時には公共のメディアで話す機会を与えられることがあります。それらはいずれも、高橋さんが問いかけ、現場の人たちが続けてきた息の長い「排泄」と私たちの「尊厳」をめぐる議論と実践なくしては実現しえない機会だったのだと理解することができました。

あなたに向けて「ウンコ」をテーマにこうした文章を書いている私自身も、これまでの多くの人の取り組みに励まされているわけです。大勢の人が介護され、介護に関わる時代を迎える今だからこそ、こうした取り組みをさらに広げていけたらと考えています。

## 常に健やかなる人

ここまでは、高齢者の介護を中心に話をしてきましたが、高齢にならなくとも、私たちは排泄をすることがままならない状況を経験することがあります。それは病気や怪我《けが》などによる一時的なものもあれば、それがきっかけで長期的に、場合によっては生涯、そのままならなさを抱えて生きることもあるでしょう。

次のような詩があります。

障害者でなければ、健常者ですが、
果たして「常に健やかなる人」はいるのか、とも、
大きな疑問を抱かれることでしょう。

この世には「障害者」も「健常者」もいない、
おなじ人がいるだけです。
誰もが「生きづらく」、
その中に「生きるよろこび」を求めて生きています。[40]

この詩が問いかけているように、ままならなさは「排便」に限らず、生きているからこそ感じる「生きづらさ」にもつながっています。そうした悩みをもっと話せるようになるにはどうすればよいのでしょうか。

そのヒントを私に与えてくれたのは、ストーマ（人工肛門）を使って暮らす、オストメイト（ストーマを使っている人）の中島小百合さんでした。NHKのEテレに「バリバラ（みんなのためのバリアフリー・バラエティー）」という番組があります。そこで初めて排泄のことを扱う企画が立ち上がった時にアドバイスを求められたのがきっかけで、その番組に出演していた中島さんと出会いました。

「ウンチ・オシッコの悩み――おシモのトラブル抱える女子たちの本音」というタイトルで二〇二一年六月三日に放送された内容は、タブーを乗り越えた先に、障がい者に限らない「生きづらさ」「話しづらさ」の悩みを、テクノロジーとアイデアとユーモア、そして自分らしい言葉と表現で乗り越える、たくさんのヒントが詰まっていました。

そこで、もっと話を聞いてみたいと思い、現在、英語の同時通訳や翻訳などを手掛ける英語発音デザイナーとして活躍している中島さんにあらためて話を聞くことにしました。

## 一括りにできない個性

湯澤：今日はよろしくお願いいたします。出演された番組を拝見しました。非常によく考えられた内容でしたね。オストメイト以外の障がい者と排泄について話をしたのは初めてですか？

排泄の話について、様々なほかの障がいを持った人たちと話すのは初めてでした。「排泄障がい」と一括《ひとくく》りにされがちですが、一人ひとり違いますね。例えばオストメイトと一言でいっても七種類くらい違いがあります。腸のどこについているか、具体的には、大腸、小腸、膀胱《ぼうこう》など、ついている場所によって異なります。同じものとして括られてしまう中に、それぞれ個性があるということを、あらためて感じました。

湯澤：困っていることも、楽しみにしていることも、どの段階でその悩みを人に打ち明けるか、もしくは打ち明けないかもそれぞれでしたね。

（自分の障がいについて）言うか、言わないかというのも違いますね。体の状況と、心がそれをどう受けとめるか、二段階で違いがあるのだと感じました。しゃべることによって理解してもらう人もいますが、私はまだやっぱりオープンにすることが心地よくないことがあります。言葉を選んでみたり、スタンスを工夫してみたりして、心地よく話せるところを探しています。

だから、番組で様々な選択肢を見せてもらったのは非常によかったです。オストメイトであることに対して、かわいそう、気の毒と言われることもあります。そうした言葉や姿勢に、見た目が違うものに対する感覚や考え方、排泄に対するタブーの感覚が映し出されているように思えることもあります。

いつか年を重ねたら経験したり、向き合わなければならない排泄の話は、白黒つけずにグレーのまま置いておかれることが多かったように思います。きっと向き合いたくない問題なのでしょう。

湯澤：今、トラブルを抱えていなくても、いずれきっと向き合わなければならない問題ですね。

今、毎日が忙しくて、あるいは、そういうことを考えると気持ちが落ち込むなど、それぞれに事情があると思いますが、多くの人は、今はまだ向き合わなくてもいいと思いたいわけです。

## 体や心と向き合うバランスと社会復帰について

湯澤：でも、向き合わなかったら、アイデアも出ませんよね。ストーマ一つにしても、いろいろな種類があります。考える人が増えれば、そこにアイデアが生まれそうです。つける人も、つけない人も、いずれつけるかもしれない人も、こんな道具があればいいなと考えられるといいですね。

実際には今、日本の中にオストメイトの人がどこにいるのか、はっきりとわからない状況なんです。ある調査によると、日本には現在二一万人のオストメイトがいるらしいのですが、その所在はほとんどわかりません。「ブーケ（若い女性オストメイトの会）」「日本オストミー協会」というWeb上でつながる組織はあります。全員入っているとは限りませんが。むしろ、入っている人の方が少ない状況です。

自分が嫌じゃない方法でそれを話す、共有することができない人もいますので、あえてつながらないことを選ぶ人もいます。でも、これからはオストメイトの人も、オストメイトではない人も一緒になって、何かできるといいなぁとも思っています。

取り組んでいること、参加していることが楽しくなるような「場」、話しやすい「場」があるといいなとも思います。恋愛について、下着について、洋服についてなど、本当は話したい、交換したい情報があるんです。海外では比較的そういう情報がオープンです。例えば、イギリスにはオストメイトでも使えるかわいい下着もあるんです。障がいがあることを一瞬忘れさせてくれるものとして、とても大切な工夫です。

こうだったら、ちょっとかわいいよね、楽しいよね、となるような工夫が「障がい者のわがまま」というのではなく、伝わるといいなと思います。ストーマに装着するパウチにデコレーションをしたり、銭湯にいってみたいという希望があってもいい。そういうことを叶《かな》えたいと思って、今、新しい活動を始めています。

その活動は、「いのちを大事に」、つまり自分の体や心と向き合う余裕を大切にしながら取り組むことにしています。仕事と家族の時間とのバランスをとりつつ、体を壊さずに続けていきたいですね。それは、オストメイトが社会復帰するためにも大切なことなんです。

湯澤：社会復帰の時には、装具の扱い方にも慣れないといけませんよね。

はい。装具の扱い方がうまくなると、社会復帰もスムーズになります。漏れないようにどうやって貼るか、漏れそうになった時に、どうしのぐかなど、いろいろな工夫があります。新しい体になったらなったで、できることと、できないことを考えて、じゃあ何ができるかを考えていくことが前に進む力になります。そうでなければ、いつまでも、かわいそうな障がい者のままになってしまう気がします。

湯澤：オストメイトであることについて、どのように伝えていきたいと思っていますか。

たくさんの人に知って欲しいかと言われると、それはどちらでも良いと思っているのですが、大切な人には、こういう体であるということを知ってもらいたいし、伝えておきたいです。そうすることによって、自分の周りの人がオストメイトを知って、その人が別のところでオストメイトの誰かに出会った時に自然と手を差し伸べられる、そういう小さなコミュニティがたくさんできて、優しい輪が広がっていくといいなと思います。

### 入れることと出すことの循環

湯澤：小さな組織がそれぞれ楽しんでいると、コミュニティが元気になりますよね。心地よい居場所、考え方、共有の仕方を探りながら、全体が元気になるというような。

出さないと入らない、発信しないと情報が入ってこないというのは、食べることと、排泄することと同じだと思います。私が今仕事で関わっている英語や歌も同じです。入れることと出すことは環《わ》のようにひとつながりになっています。情報を得るだけではなく、自分も発信していこうというのは、そういう思いがあるからです。

湯澤：循環ですね。

そうです。自分らしい言葉で発信、紡いでいけるようになることが大切。人の言葉や考えをコピーして転載するだけでは、うまくいかないと感じています。自分に入れた物を咀嚼《そしやく》して、消化して、出す。その循環が成り立つことがとても気持ち良い、というのは歌を歌ったり、言葉を編むことも同じです。癒しの効果があると思っています。

湯澤：授業も人の話ばかり引用するとつまらなくなります。自分の言葉で自分の考えや経験を発信するほうが、気持ち良いと感じます。そもそも排泄とは、そういうことなのかもしれませんね。中島さんはオストメイトになる前からこういうことを考えていましたか？

いろいろ考えるようになったのは、オストメイトになってからです。そう考えないとやっていけない状況でした。「どうしてこういう体になってしまったのか」と悩んでいる時、自分の中で辻褄《つじつま》を合わせないと辛かったので、考えるようになったというのが正直な気持ちです。

オストメイトになる前から自分の見た目を含めて自己肯定感がとても低かったんです。そこにオストメイトになるという大きな体の変化がありました。この状態をどのように受けとめていくのか。その時に、私たちが食べて出すことはごく自然なことで、体の中でそれがうまくいっている時には見なくて済んだものでも、今はその方法が変わっただけだと思うようにしたんです。

どういうふうにしたら、嫌じゃなく、自分を認められるか。そんなことをたくさん考えるようになりました。

## 自己肯定感の低さと向き合うには――言葉の力

湯澤：自分を認める、というのはオストメイトだからということに限らないですね。

海外では、自己肯定感の低下とその回復は、カウンセリングのプロが扱うトピックなんです。まさに、オストメイトに限らない問題であるといえます。海外では、オストメイトになってしまった場合には、それも含めてどう対処していけばよいのか、専門家と相談してアプローチしていける仕組みがあります。

湯澤：それは、仕事や家の事で精一杯になってしまって、心と体が疲れてしまっている人が多い現代社会では、誰もが考えなければならない問題かもしれません。自己肯定感を育てていく仕組みづくり、といったらよいでしょうか。

そうですね。自分の心と体の中に起きていることを、外に出していく一つのプロセスなんじゃないかと思います。母国語とはいえ、日本語の文章力も、表現力も、人によって違いますし、特に自分のことを話す習慣がほかの国に比べて圧倒的に少ないように感じます。

オストメイトの人が、オストメイトであることを言うタイミングがないという話もよく聞きます。隠しているわけではないけれど、言うタイミングがない、ということです。それは、自分の思いを言葉にして、外に出していくプロセスの圧倒的な不足によるものなのではないかと思います。

湯澤：会議などで自己紹介する機会があっても、名前だけ名乗って、自分をどう表現するか、説明するかということを工夫する人が少ないように感じます。だから私はあえて、一分間自分のことを紹介しますといって、話したりします。そうすると、次の人も話し始めます。

そうです。アイスブレイカーが必要なんですよね。誰かが、「やっていいんだよ」「話していいんだよ」と言ってくれれば、話しやすい雰囲気になります。

湯澤：そういう意味では、中島さん含め、オストメイトについて発信しているみなさんは、アイスブレイカーという位置づけなんでしょうね。

そうですね。言葉の使い方一つでも工夫して、嫌じゃない発信の仕方で、自分なりの温度感で発信していきたいと思っています。練習が必要になってくるかもしれませんが、言葉を発し始めたら、その周りには必ずコミュニティが生まれてくるはずです。

湯澤：今日はオストメイトの話を入口にしたのですが、言葉の話、コミュニケーションの話、情報を入れて出す循環とその大切さの話など、社会全体の話、私たちがどんな自分でも認めながら生きていくこと、というテーマに辿《たど》り着きました。多くの気づきがありました。ありがとうございました。

インタビューをまとめ終えて、先述の新聞記者、高橋さんが「排泄と尊厳」を執筆し、言葉として社会に発信した時の意図を、次のように話していたことを思い出しました。

> 誰もが生きづらいと感じる社会で、人間同士がわかり合うための一つの突破口になるのではないか、と考えた。実はそのころ、少しせっぱ詰まった気持ちがあった。職場やプライベートなど、「身近な人間関係がぎくしゃくし始めているのではないか？」、と直感的に感じる機会が増えたのだ。（中略）いまこそ、本音を語り合える「仕掛け」が必要ではないか、と焦っていた。[41]

この言葉が、中島小百合さんの言葉と共鳴していると感じます。

今、私たちは本音を語り合える「仕掛け」を創り出すことができているでしょうか。その試みはまだ始まったばかりだといえるのかもしれません。ユーモアを忘れず真摯にウンコについて語ることができる社会はきっと、私たちが本音を語り合える社会にほかならないのだと思います。

私たちが「ウンコと生きる」ことと向き合う意味は、私たちがこの世界で「誰かと生きる」ことを考えぬくことでもあるのだと、私はようやく大切な結論にたどり着くことができたのでした。

## むすびにかえて――「わたし」が「誰か」と生きる社会を考えること

### 「下から目線」の八つの問い

生きることは食べること。そしてウンコをすること。

そんな当たり前のことから、未来や社会や環境、そして私たち自身のことを考えてみたいと思いました。この本を読み終えたあなたは、どのようなことを考え、あなたの中には、どのような気持ちが芽生えてきたでしょうか。

「食育」が学校現場に浸透したこともあって、「食べること」について学んだり、考えたり、話したりする機会は増えましたが、「出すこと」について、そのような機会はほとんどありません。むしろ、まったくない、といったほうが正しいでしょう。でもそれは、「生きること」の意味を、半分見過ごしていることと同じなのかもしれません。

そんなふうに考えるようになったのは、地域の産業を調べる歴史の研究に取り組んでいた時に、一〇〇年前の日本で人糞尿《じんぷんにょう》が「下肥《しもごえ》」という肥料として大いに活用されていた記録を見たことがきっかけでした。長い歴史の中で、とりわけ日本では、ウンコと人間は、「土」を介して豊かな絆《きずな》を結んできたことに気がついたのです。「持続可能」や「環境」という言葉が誕生するずっと前から、日々の暮らしの中には、「生きる」ための巧みな技や工夫が息づいていました。

それを本にまとめてみると、今度は次の課題が見えてきました。現代社会の中でウンコを取り巻く状況はどのようになっているのだろうかという新たな疑問がわいてきたのです。キーワードにしてみると、「ＳＤＧｓ」、「水」、「野外排泄《はいせつ》」、「学校」、「トイレ」、「子ども」、「体と心」、「海外」、「経済」、「循環」、「資源」、「リサイクル」、「災害」、「防災」、「介護」、「障がい」、そして「生きること」というように、様々な領域分野にまたがって、知りたいことが増えていきました。もちろん、ウンコから考える、というスタンスです。

この本ではそれを、「ウンコと未来」、「ウンコと社会」、「ウンコと環境」、そして、「ウンコと生きる」という四つのテーマに分け、八つの探究課題を設定しました。幸運なことに、私は『ウンコはどこから来て、どこへ行くのか』を通して、様々な分野でウンコに関わっている人たちと出会うことができました。本書の探究課題はいずれも、その出会いによって得られた情報にもとづいています。

私に話をしてくれた人たちを思い返してみると、たくさんの分野があり、様々な立場から、多彩な取り組みが展開していることがわかりました。そして、取材で聞いた話はいずれも、ウンコそのものというだけでなく、ウンコを通して私たちの未来や社会や環境、そして、私たちが生きること、とりわけ誰かと一緒に、あるいは自然と共に生きることがどういうことであるのかを考えるテーマに辿《たど》り着くものばかりでした。

また、取材を通して、過去だけでなく、現在もウンコをめぐる様々な取り組みや向き合い方があり、それらは、私たちの何気ない日々を支えるものにほかならないのだと気づかされました。冒頭で、上を向いて歩くばかりでなく、「下を向いて」未来を考えてみよう、とみなさんに呼び掛けたのは、こうした多岐にわたるテーマがウンコには含まれていると、伝えたかったからなのです。分野を横断した新しい議論が始まる予感がしています。

最初は、まさか、どうして、「ウンコなんかで」と、思ったかもしれませんね。けれども、ウンコから始めなければ見えない世界があること、そしてそれが、今まさに、私たちが考えなければならない課題にもつながっていることが見えてきたのではないでしょうか。

一番身近な存在から何かを考えることができる、という面白さと奥深さを実感してもらえたなら、とても嬉《うれ》しいです。

## ウンコについて朗らかに話せる社会

急速な技術革新によって、日々の排泄が快適になったことは、高度経済成長期以降の約五〇年間で達成された大きな成果にちがいありません。しかし、それは一方で、私たちがウンコに対する認識を、価値のないモノ、見たくないモノ、見えないモノへと転換させていく過程でもありました。日常的にウンコについて話す機会がほとんどないのは、そのためでもあるのでしょう。

ウンコが出なくて便秘が続いていることや、学校でトイレに行きづらいことを、誰かに話すことが難しいという状況には様々な原因があると考えられますが、私は社会におけるウンコへの無関心が関係しているのではないかと考えています。

何らかの事情で「ままならない」状況になってみると、生きるうえでは衣食住、そして「便」が大切なのだという「当たり前」にようやく気づくことになります。私たちはいつだって、「ウンコと生きている」からです。しかし、それに気づいたところで、例えば困りごとや悩みごとを大らかに話す場は極めて少ないという問題に、あらためて直面することになります。

ウンコは極めて個人的なものでありながら、それでも、どこかで社会とつながっています。そんなふうに考えることができたら、私たちは社会を、ウンコに限らない様々な悩みや困難をもっと話しやすい、相談しやすい「場」へと変えていけるのかもしれません。

これから多くの人が高齢者となり、何らかの形で排泄の介助をしたり、介助をされたりする機会が増えることが予想されます。また、高齢になることばかりでなく、思いがけない怪我《けが》や病気などによって、ままならない状況になることは誰にでも起こり得ることです。そうであるならばなおのこと、ウンコと私たちの関係について、もっと大らかに、朗《ほが》らかに話せるような社会へと次の一歩を踏み出していけたらと思います。「人との交わり、つながりが人間をつくりますから、たしかに社会性は重要です。でも、それは自宅で寝たきりの人にもあるんですよ。訪問介護のヘルパーと「今日はうんちが出たね」と喜び合うのも社会性です」[42]と社会学者の上野千鶴子さんが言っているように、ウンコは生きていることを喜び合う対象でもあり、コミュニケーションのきっかけになることもあります。本書でもそれを実感する印象深いエピソードがあったことを思い出します。

ウンコと生きる。

食べて、出すという繰り返しを、かけがえのない大切なものとして受け入れることができた時、「わたし」や「誰か」を大切にする気持ちが芽生え、育ち始めるのかもしれません。

「わたし」が「誰か」と生きる社会を考える。他者や自分、身のまわりの自然とわかり合おうとする。そのようなウンコとの向き合い方の可能性を、これからも一人でも多くの人と、様々な世代を交えて模索し続けていけたらと思っています。

# あとがき

言葉とは不思議なもので、それを口に出したとたんに、思いもよらない扉が次々と開いて、新しい世界へと導いてくれることがあります。

私にとって、その言葉の一つが「ウンコ」でした。

それは、さながら魔法のようで、不思議な出会いの連鎖に導かれるままに、ウンコを入口にした探究の旅が始まりました。その旅は、たくさんの人に出会いながら、知らなかったこと、考えたこともなかったことに目を開かされる経験の連続でした。

以前に書いた『ウンコはどこから来て、どこへ行くのか』が思いがけず多くの読者の手に届いたことも、新しい出会いへとつながりました。読者のみなさんから直接お手紙をいただいたり、講演会に招かれたり、ラジオで話したり、講義やセミナーの機会をもらったり、絵本をつくったり、施設を見学したりしながら、ウンコから何かを考えようとすることに共感してくださる人が多いことに驚かされました。

また、私が思っていた以上に、現代社会の中でウンコをめぐる様々な取り組みがあることにも気づかされました。それを、中高生のみなさんを含めた多くの人と共有することができたら。そして、ウンコから未来を語り合うことができたら、と思いながら、この本を書きました。

貴重なお話を聞かせて下さったみなさんを、あらためて紹介してみましょう。

野外排泄《はいせつ》から環境を考える取り組みを実践している糞土師の伊沢正名さん、生物学で「生物としてのヒト」を教えることの大切さについて話してくれた生物学者の松田良一さん、インドのウンコやトイレ情報を教えてくれた歴史地理学者の溝口常俊さん、ウンコから広がる歴史研究の可能性を示唆してくれた歴史学者の山下須美礼さん、長らく公共建築に関わってきた福田陽子さん、小学校教員と教育委員会の立場から学校現場を支える保田征さん、アメリカ合衆国のシアトルで教員をしている鈴木直子さん、シアトルのトイレ事情やリサイクルの取り組みを伝えてくれた湯澤健太さん、ビストロ下水道を提案した加藤裕之さん、その実践を進めている鶴岡浄化センターのみなさん、最近の浄化槽の利用と今後について話をして下さった日本環境整備教育センターのみなさん、イタリアで環境教育に取り組む齋藤由佳子さん、サラブレッドのウンコを肥料にする土職人の関浩一さん、災害・防災トイレの取り組みや、トイレから社会を変える試みを伝えてくれた加藤篤さんはじめ、日本トイレ研究所のみなさん、「排泄と尊厳」という時代を先駆ける記事を執筆した朝日新聞社の高橋美佐子さん、オストメイトから人と人とのコミュニケーションについての議論を展開してくれた中島小百合さん、海外へと目を開いてくれた総合地球環境学研究所のサニテーションプロジェクトを率いる山内太郎さんとメンバーのみなさん、そして、フィールドワークでの豊かな経験を教えてくれた地理学研究者のみなさん。

これらの出会いなくして、この本は書けませんでした。心よりお礼申し上げます。

そうした出会いの中で知り得た興味深い試みや実践を私の中だけにとどめておくのはもったいないと考え始めていた時、スローニュースで連載が始まることになりました。

本書はこの連載記事に加筆修正し、いくつかの書下ろしを加えたものです。Web連載をサポートして下さったスタッフのみなさんのおかげで、少しずつ文章にして発表することができました。ありがとうございました。
伴走してくれたのは、『ウンコはどこから来て、どこへ行くのか』でお世話になった筑摩書房の橋本陽介さんと甲斐いづみさんです。ウンコは「おどける」対象ではなく、「語る」対象であること、それはまた、私たちの「生き方」そのものを考えることになるのだという結論にたどり着いたのは、橋本さんと甲斐さんとの議論の結晶です。ありがとうございました。

二〇二二年初夏

湯澤　規子

# 注

1 溝口常俊『インド・いちば・フィールドワーク――カースト社会のウラオモテ』ナカニシヤ出版、二〇〇六年、一六二～一六三頁。見出しなど一部改変。
2 ポール・ヴァレリー著、吉田健一訳『精神の政治学』中公文庫、二〇一七年、六五頁。
3 現在の長野県木曽郡木曽町。
4 生活クラブ風の村わらしこ保育園流山ホームページより引用。
5 藤原辰史『分解の哲学――腐敗と発酵をめぐる思考』青土社、二〇一九年。
6 古屋雄作著、文響社編『うんこドリル　小学2年生こくごかん字』文響社、二〇一七年。
7 「ハートで勝負！の巻」（鳥山明『Dr.スランプ3』集英社文庫、一九九五年、九頁）。
8 佐藤智恵「明治以前、世界が絶賛した日本の意外な「技術」とは――ハーバードの知性に学ぶ「日本論」」ダイヤモンド・オンライン（2021.6.10.アクセス）。
9 全国四七都道府県の小学生の保護者四七七七名（調査画面の前に子どもが同席のもと、保護者が代理回答）に対するインターネットアンケート。加藤篤『うんちはすごい』イースト・プレス、二〇一八年、一八五～一八六頁。
10 國本正雄・川尻明・佐々木一晃・平田公一「小学生の便通とトイレに関する意識調査」『日本医事新報』三七八一号、一九九六年、四九～五一頁。
11 金岡トモコ「富山県の小学校トイレ――小学生に対する意識調査（その一）」『富山短期大学紀要』三六、二〇〇一年、一五～二一頁。

12 「学校のトイレ研究会設立の趣旨」学校のトイレ研究会ホームページ。

13 上野義雪「和式便器と洋式便器の人間工学的検討」日本トイレ協会編『トイレ学大事典』柏書房、二〇一五年、一四〇〜一四三頁。

14 多目的トイレ、男子トイレの小便器は対象外。

15 導入年には全国で三四名だったが、その後急増し、直近の二〇二〇年には四七都道府県すべてに配置され、その数は合計で六六五二名となった。文部科学省「学校基本調査」(各年度五月一日現在)。

16 「トイレへの愛は、アフリカの社会を変革するか」『WIRED Audi INNOVATION AWARD 2016』No. 032、二〇一六年。

17 三俣延子「産業革命期イングランドにおけるナイトソイルの環境経済史——英国農業調査会『農業にかんする一般調査報告書』にみる都市廃棄物のリサイクル」『社会経済史学』七六(二)、二〇一〇年、二四七〜二六九頁。

18 三俣延子「下水汚泥の緑農地利用——イングランドの環境政策」『廃棄物資源循環学会誌』二〇(一)、二〇〇九年、二二〜二八頁。

19 R・バックミンスター・フラー著、芹沢高志訳『宇宙船地球号　操縦マニュアル』ちくま学芸文庫、二〇〇〇年の解説に依《よ》っている。

20 前掲19、三四頁。

21 J・ロックストローム、M・クルム著、武内和彦、石井菜穂子監修、谷淳也、森秀行ほか訳『小さな地球の大きな世界——プラネタリー・バウンダリーと持続可能な開発』丸善出版、二〇一八年。

22 高橋英一『肥料の来た道帰る道——環境・人口問題を考える』研成社、一九九一年、九一〜九三頁。

23 高橋英一『肥料になった鉱物の物語——グアノ、チリ硝石、カリ鉱石、リン鉱石の光と影』研成社、二〇〇四年、一〇九頁。
24　日本土壌肥料学会編『文化土壌学からみたリン』博友社、二〇一〇年、一二頁。
25　大蔵永常『農稼肥培論上之巻』徳永光俊編『日本農書全集　第六九巻』農山漁村文化協会、一九九六年、五〇～五一頁の現代語訳を引用。
26　大蔵永常『農稼肥培論上之巻』徳永光俊編『日本農書全集　第六九巻』農山漁村文化協会、一九九六年、三三～三四頁の現代語訳を引用。
27　大蔵永常『農稼肥培論』徳永光俊編『日本農書全集　第六九巻』農山漁村文化協会、一九九六年の解題一四二頁。
28　山田龍雄・井浦徳監修『日本農書全集一二　農業全書　巻一～五　宮崎安貞』農山漁村文化協会、一九七八年、九一～九二頁。同書を参考に、一部読みやすく省略、改変した。
29　国土交通省水管理・国土保全局・下水道部『下水道資源の農業利用促進にむけたBISTRO下水道　事例集』二〇一八年、二頁。
30　前掲29、一頁。
31　デイビッド・モントゴメリー、アン・ビクレー著、片岡夏実訳『土と内臓――微生物がつくる世界』築地書館、二〇一九年、二一頁（初版は二〇一六年）。
32　前掲31、八七頁。
33　松田美夜子「こんにちはアメリカ――リサイクル文化と市民生活（一五）ごみを四割減らしたシアトル市の今（前編）」『月刊廃棄物』二六（六）、二〇〇〇年、八一～八五頁。
34　前掲31、三七頁。
35　環境省「第58次南極地域観測隊同行日記――トイレと南極の環境」を参考にして記述した。

36　日本トイレ協会編『トイレ学大事典』柏書房、二〇一五年に依拠している。
37　日本トイレ協会・神戸国際トイレットピアの会監修『阪神大震災トイレパニック――神戸市環境局・ボランティアの奮戦記』日経大阪ＰＲ、一九九六年。
38　朝日新聞（夕刊）二〇〇九年一〇月「ニッポン人・脈・記」。
39　三好春樹『ウンコ・シッコの介護学〈新装版〉（考える杖）』雲母書房、二〇一九年。同『介護のススメ！――希望と創造の老人ケア入門』ちくまプリマー新書、二〇一六年。
40　『コトノネ』株式会社コトノネ生活、二〇二二年、Vol.41、エピグラフから一部抜粋。
41　高橋美佐子「私が新聞連載『排泄と尊厳』を書いた理由」『精神保健ミニコミ誌　CLAIRIÈRE』No.505、二〇一〇年五月号。
42　上野千鶴子「〝その先〟の人生を、どう生きるか――「人生複線化」と「選択縁」」（対談記事）『CEL』vol.130、六頁。

# ちくまプリマー新書

336
ダイエット幻想
――やせること、愛されること
磯野真穂
モテたい、選ばれたい、認められたい……。ダイエットの動機は様々だけど、その強い思いで生きづらくなっていませんか？　食べると生きるをいま見つめなおそう！

353
はずれ者が進化をつくる
――生き物をめぐる個性の秘密
稲垣栄洋
「平均の人間」なんて存在しない。個性の数は無限大。生き物各々が異なっているのには理由がある。唯一無二の生命をつなぐための生存戦略がここにある。

363
他者を感じる社会学
――差別から考える
好井裕明
他者を理解しつながろうとする中で、生じる摩擦熱のようなものが「差別」の正体だ。「いけない」と断じて終えるのでなく、その内実をつぶさに見つめてみよう。

378
生きのびるための流域思考
岸由二
かつてない量の雨が日本列島を襲っている。頭上の雨だけを見ていても水土砂災害は分からない。雨は流域で集められることを知って安全なところへ！

386
「日本」ってどんな国？
――国際比較データで社会が見えてくる
本田由紀
家族、ジェンダー、学校、友人、経済・仕事、政治・社会運動について世界各国のデータと比較し、日本がどんな国か考えてみよう。今までの「普通」が変わるかも⁉

## ちくまプリマー新書

391
**はじめて学ぶ環境倫理**
——未来のために「しくみ」を問う
吉永明弘
エコで環境はよくなるのか？ なぜ生物の絶滅はダメなのか？ つくられた自然は偽物か？ 身近な環境の疑問から未来に関わる問題まで、考えるヒントを教えます。

395
**人生はゲームなのだろうか？**
——〈答えのなさそうな問題〉に答える哲学
平尾昌宏
読書猿さん推薦！ ルールも目的もはっきりしないこの「人生」を生き抜くために、思考の「根拠」や「理由」をひとつひとつ自分で摑みとる練習を始めよう。

401
**学校はなぜ退屈でなぜ大切なのか**
広田照幸
「道徳は教えられるか」「学校の勉強は仕事に役立つか」「教育は格差を解消できるか」「ＡＩ社会で教育は変わるか」——広い視点と多様な角度からとらえなおす。

402
**ヤングケアラーってなんだろう**
澁谷智子
中学校の1クラスに2人はいる——家族の世話や家事を行う子どもたちを指す「ヤングケアラー」。彼らがおかれた状況や支援の取り組みを知るための一冊。

404
**やらかした時にどうするか**
畑村洋太郎
どんなに注意しても、失敗を完全に防ぐことはできない。ピンチはチャンス！ 失敗を分析し、糧にする方法を身につけて、果敢にチャレンジできるようになろう！

chikuma primer shinsho

ちくまプリマー新書 409
ウンコの教室《きょうしつ》　環境《かんきょう》と社会《しゃかい》の未来《みらい》を考《かんが》える

二〇二二年八月十日　初版第一刷発行

著者　湯澤規子（ゆざわ・のりこ）
装幀　クラフト・エヴィング商會
発行者　喜入冬子
発行所　株式会社筑摩書房
東京都台東区蔵前二―五―三　〒一一一―八七五五
電話番号　〇三―五六八七―二六〇一（代表）
印刷・製本　株式会社精興社
ISBN978-4-480-68434-9 C0221　Printed in Japan